全国高等院校医学实验教学规划教材

病原生物学与医学免疫学实验

主　编　杨锦荣　李淑红

副主编　米　娜　陈军剑

编　委　（按姓氏笔画排序）

冯胜军（广东医学院）　　　郭　震（广东医学院）

黄霞云（广东医学院）　　　林华胜（广东医学院）

刘永茂（吉林大学）　　　　宋　杰（广东医学院）

王　欣（广东医学院）　　　文秋嘉（广东医学院）

徐珠锦（广东医学院）　　　许琴英（广东医学院）

张俊爱（广东医学院）　　　张　薇（广东医学院）

科学出版社

北　京

内 容 简 介

本教材全书分为常用仪器使用、基本实验、综合性实验和创新性实验四篇,附录有常用培养基、指示剂、缓冲液的制备和文后彩图。本教材突出综合性实验及创新性实验,独立成编;利用病原生物学实验室自有的标本制作了大量插图,由于文中有大量插图,使用者更加容易学习和掌握病原体的形态结构;本教材内容完整,层次清晰,便于学生提前预习,更加适合创新人才的培养。

本书适合我国高等医学院校 5 年制、长学制学生使用,也可供研究生参考使用。

图书在版编目(CIP)数据

病原生物学与医学免疫学实验 / 杨锦荣,李淑红主编 . —北京:科学出版社,2011

(全国高等院校医学实验教学规划教材)

ISBN 978-7-03-029670-2

Ⅰ.病… Ⅱ.①杨… ②李… Ⅲ.①病原微生物-实验-医学院校-教材 ②医药学:免疫学-实验-医学院校-教材 Ⅳ.①R37-33 ②R392-33

中国版本图书馆 CIP 数据核字(2010)第 236067 号

责任编辑:周万灏　李国红 / 责任校对:朱光兰
责任印制:刘士平 / 封面设计:黄　超

斜 学 出 版 社 出版

北京东黄城根北街 16 号
邮政编码:100717
http://www.sciencep.com

北京市安泰印刷厂印刷

科学出版社发行　各地新华书店经销

*

2011年1月第 一 版　开本:787×1092　1/16
2012 年 1 月第二次印刷　印张:8 3/4　插页:4
字数:195 000

定价:22.00 元

如有印装质量问题,我社负责调换

总　序

随着 21 世纪经济与社会的发展，科学技术既向纵深发展、不断分化，又互相渗透、不断融合；同时，新兴学科与边缘学科的兴起、新技术的应用、信息量的剧增，对医学的发展产生了重大而深远的影响，这些必将促进医学教育的全面改革。实验教学作为高等教育的重要组成部分，是学生实践能力和创新能力培养的重要途径，其重要性已受到越来越广泛的关注。

目前，传统实验教学模式仍占主导地位，存在不少弊端和不足：以学科为基础构建的课程体系，忽略了生命科学的整体性、系统性；学科体系繁多，相互孤立，学科间联系不够；实验室分散，功能单一，设备重复购置，资源浪费，效率低下，调配困难；实验教学内容陈旧，手段落后，方式老化，实验内容以验证理论为主，缺少现代医学实验内容；医学生学习的积极性、主动性不强。这些明显滞后于现代医学的发展，影响教学质量，不利于大学生创新意识和实践能力的培养，难以培养出高素质、创新型的医学人才。如何改革传统的实验教学模式，培养具有创新精神、知识面广、动手能力强的新型医学人才，已成为当务之急。教育部、卫生部《关于加强医学教育工作，提高医学教育质量的若干意见》（教高〔2009〕4 号）明确提出"高等学校要积极创新医学实践教学体系，加强实践能力培养平台的建设。积极推进实验内容和实验模式的改革，提高学生分析问题和解决问题的能力"，进一步明确了医学实验教学的重要性和改革的必要性。根据教育部精神，要对传统医学实验教学模式进行改革，最大限度地整合有限资源，优化重组教学实验室，依托相关学科优势，与学科建设相结合，构建开放共享的实验教学中心，力求突出和贯彻执行教育部提出的"三基"、"五性"和注重实用性的要求，以培养学生的探索精神、科学思维、实践能力和创新能力。构建新型的医学实验教学体系，要求我们从根本上改变实验教学依附于理论教学的观念，理论教学与实验教学要统筹协调，既有机结合又相对独立，建立起以能力培养为主线，分层次、多模块、相互衔接的实验教学体系。

以教学内容和课程体系改革为核心、培养高素质、创新型人才为目标，科学整合实验教学内容，打破既往学科框架，按新构建的科学体系，编写适合创新性实验教学体系的配套实验教材已显非常迫切。在科学出版社的大力支持下，《全国高等院校医学实验教学规划教材》编委会以广东医学院为主体，协同重庆医科大学、中山大学等全国 33 所高等医药院校相关专业的 167 名专家、教授共同编写了这套实验教学系列教材。全系列教材共 26 本，分别是《医学物理学实验》、《医用基础化学实验》、《医用有机化学实验》、《系统解剖学实验》、《医学机能学实验教程》、《病原生物学与医学免疫学实验》、《生物化学与分子生物学实验指导》、《病理学实习指南》、《计算机应用基础上机与学习指导》、《预防医学实习指导》、《卫生统计学实习指导》、《流行病学实习指导》、《临床营养学实习指导》、《营养与食品卫生学实习指导》、《毒理学基础实习指导》、《环境卫生与职业卫生学实习指导》、《健康评估实验指导》、《护理学基础实验指导》、《内科护理学实验指导》、《外科护理学实验指导》、《妇产科护理学实验指导》、《儿科护理学实验指导》、《药理学实验教程》、《药学实验指导》、《临床免疫学检验实验》、《核医学实验教程》。

　　本系列实验教学规划教材是按照教育部国家级实验教学示范中心的要求组织策划，根据专业培养要求，结合专家们多年实验教学经验，并在调研当前高校医药实验室建设的实际情况基础上编写而成，充分体现了各学科优势和专业特色，突出创新性。同时借鉴国外同类实验教材的编写模式，力求做到体系创新、理念创新。全套教材贯彻了先进的教育理念和教学指导思想，把握了各学科的总体框架和发展趋势，坚持了理论与实验结合、基础与临床结合、经典与现代结合、教学与科研结合，注重对学生探索精神、科学思维、实践能力的培养，我们深信这套教材必将成为精品。

　　本系列实验规划教材编写对象以本科、专科临床医学专业为主，兼顾预防、基础、口腔、麻醉、影像、药学、中药学、检验、护理、法医、心理、生物医学工程、卫生管理、医学信息等专业需求，涵盖全部医学生的医学实验教学。各层次学生可按照本专业培养特点和要求，通过对不同板块的必选实验项目和自选实验项目相结合修选实验课程学分。

　　由于医学实验教学模式尚存在地区和校际间的差异，加上我们的认识深度和编写水平有限，本系列教材在编写过程中难免存在偏颇之处，敬请广大医学教育专家谅解，欢迎同行们提出宝贵意见。

《全国高等院校医学实验教学规划教材》编写指导委员会

2010 年 6 月

前　言

　　病原生物学与医学免疫学是基础医学领域的一门重要的基础学科,包括医学微生物学、医学寄生虫学和医学免疫学。其实验教学占有十分重要的地位。它可为学生们提供感性认识和理论印证,使其掌握正确的实验操作方法与基本技能,培养学生独立思考问题、独立开展工作的能力,以及严谨的科学作风和实事求是的科学态度。

　　本教材以教学大纲为依据,以广东医学院长期开设的实验课教学内容为基础,参照目前国内医药院校的教学现状,结合多年来教学实践中的经验,我们组织一线教师编写了这本实验教材。全书共分为常用仪器使用、基本实验、综合性实验和创新性实验四篇。在全书的附录部分详细介绍了各种常用培养基、指示剂、缓冲液的制备。

　　本教材突出了综合性实验及创新性实验,独立成编;由于本教材文中配有大量插图,使用者更加容易学习和掌握病原体的形态结构;本教材内容完整,层次清晰,便于学生们提前预习,更加适合创新人才的培养。本教材适合我国高等医药院校 5 年制、长学制的学生使用,也可供研究生及相关科研人员参考使用。

　　由于编者水平有限,教材中的错误和不妥之处在所难免,恳请广大读者批评、指正。

编　者

2010 年 10 月

目　录

第一篇　常用仪器使用

第二篇　基　本　实　验

第三篇　综合性实验

第四篇　创新性实验

附　录

彩图

第一篇　常用仪器使用

第一章　实验室规则

1. 进入实验室要穿白大衣，必要时要戴帽子和口罩，实验指导、书籍和文具带入后，应放在实验台下的抽屉里，饮水和食物等一律不得带入实验室。

2. 保持实验室安静，关闭手机铃声。严禁在实验室内吸烟或饮食。

3. 留长发的同学要将头发扎好，不得披散。

4. 用过的吸管、滴管、试管、玻片等带菌器材，应放在指定的地方或含消毒液的容器内。酒精灯不可互相点燃，以防发生意外。

5. 如不慎发生传染性材料污染台面、器物等意外，要立即报告老师，进行妥善处理。

6. 实验材料和动物等应按规定处理，不得将实验室的动物、物品带出室外。

7. 不可擅自搬动实验器材或室内设施。爱护公物，节约使用实验材料，看镜下示教时，未经许可，不要移动显微镜推进器，改变镜下视野。

8. 爱护显微镜、标本、药品及其他器材，不得乱拧室内仪器控制按钮。不慎发生损坏时应立即报告老师，照价赔偿。

9. 实验完毕，整理实验材料；检查门、窗、水、电、火。认真做好清洁，桌面、地面打扫干净，凳椅排列整齐。

第二章 常用仪器的使用和维护

实验室常用仪器种类很多,下面仅就显微镜、恒温箱和水浴箱等的使用和维护简要加以介绍。

一、显微镜的使用与维护

(一) 显微镜的使用

1. 取出显微镜(图 1-2-1),放在实验台上,保持载物台水平状态。

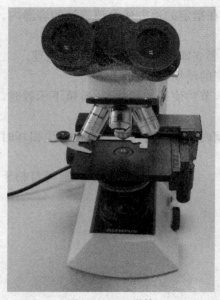

图 1-2-1　显微镜

2. 调整两目镜间距。

3. 将灯源亮度调节开关电压调节器调节至"0"刻度处,接通电源,打开显微镜电源开关,慢慢调节灯源亮度调节开关和集光器,使光线达到最佳亮度。

4. 要使光线强弱适宜,低倍镜需要弱光,高倍镜及油镜则需强光,可通过集光器位置的高低、灯源亮度调节及光圈大小调节。

5. 检查标本时,最初尽量用低倍镜,当找到物体后,再更换高倍镜。由于高倍镜或油镜视野面积比低倍镜小,因此在由低倍镜换高倍镜或油镜之前,必须把观察部位移到视野正中央,然后再转换。寄生虫标本常用系统查找法检查,微生物标本可直接用油镜检查。

6. 立体观的概念　观察的寄生虫均为整体标本,是立体的,有一定的厚度。在螺旋上下调节时,只能看到标本的某一层平面。往上调节时,上层清晰;往下调节时,下层清晰。随着上下调节,应依次联系到各层间的不同位置和所示的不同结构,对虫体有个立体概念。

7. 油镜的使用

(1) 用低倍或高倍镜找到所观察的物体,将其移至视野中心,调节光源亮度调节开关至最佳亮度,转换油镜头,在镜头对准标本片上加一小滴镜油后,即在显微镜侧面注视镜头,慢慢小心转动粗螺旋,使油镜头浸入油滴中,注意切勿与标本接触,以免压损标本。

(2) 接目镜边看边慢慢转动粗调节器,使载物台缓缓下移(此时只能向下,不能再向上移动,以免压碎玻片标本和损坏镜头),注意视野中出现物像时,改用细调节器反方向略加调节,至物像清楚为止。若发现油镜末端已离开油面,但尚未观察到视野内物像时,则仍按以上步骤,将油镜头浸入油滴中,重新观察。

(3) 观察完毕应把镜头和载玻片上的镜油擦干净。方法是使载物台下移,把油镜头转向外侧,先用擦镜纸将镜头上的镜油擦拭,换用擦镜纸蘸取少许镜头清洁剂擦拭镜头,并立即用另一干净擦镜纸拭去镜头上的清洁剂,以免镜片脱胶损坏。标本上的镜油,则先用擦镜纸敷在载玻片上将镜油吸去，换另一擦镜纸敷在载玻片上，在其上滴1滴二甲苯，小心拖拉擦镜纸将镜油擦去，直至无油迹。

8. 显微镜用毕，需将低倍镜移至中央，或将接物镜转成"八"字形，集光器向下移，然后转动粗调节，使镜台下移，以免接物镜与集光器相碰受损。灯源亮度调至"0"刻度处，先关闭显微镜开关，后切断插座电源。最后将显微镜放入镜柜中。

（二）显微镜的维护

1. 显微镜是贵重的精密仪器，使用时要小心爱护，禁止随意拆卸。

2. 显微镜保存时，不得放置在潮湿地方，更不得与挥发性药品如酒精或酸类溶液放在一起，防止损坏金属部分。

3. 显微镜不能放在强阳光下暴晒，因为金属吸热，而镜头片均为数层粘连，易于溶裂。

4. 镜头必须注意保持清洁，不得用手摸，以免视野模糊。镜头沾污油滴或污物，如系水溶性则用擦镜纸蘸清水擦之，油性的则用擦镜纸蘸二甲苯擦后再以擦镜纸擦之。

5. 镜头只能擦外侧镜片，不得擦里面，更不得用口吹，也不能随便把目镜取下，以免尘土落入。

6. 变换接物镜时要转动回转板的螺旋部分，不要直接扳动镜头。

二、水浴箱的使用与维护

1. 水浴箱（图1-2-2）使用前应加入与需用温度相近的温水，并放入一个温度计。

2. 通电后红色指示灯亮，表示电热管（发热器）已发热，观察温度达到所需温度时，调节控制器旋钮到指示灯忽亮忽暗之点，此后箱内即能自动保持水温恒定。

3. 保持箱内外整洁，箱内温水应定期更换。

4. 温度控制器一经调好固定后，不得任意转动。

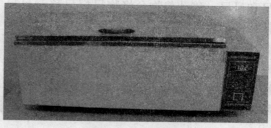

图1-2-2　水浴箱

5. 防止酸碱等腐蚀性药物进入箱内，以免损坏箱壁，如被病原菌污染则应立即消毒处理。

三、温箱的使用和维护

1. 培养箱（图1-2-3）为便于热空气对流，温箱内的培养物不宜过挤，无论放入或取出培养物，应随手关门以免温度波动。

2. 通电后红色指示灯亮，表示电热管（发热器）已发热，观察温度计达到所需温度时，调于控制器旋钮到指示灯忽亮忽暗之点，此后即能自动保持箱内温度恒定。

3. 为防止电热式温箱内环境过于干燥，

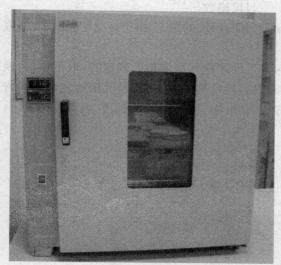

图1-2-3　培养箱

可在箱内放一盛水容器,维持一定湿度。

4. 保持温箱内外整洁。

四、显微镜测微尺的使用

寄生虫虫体的体积大小往往具有鉴别意义,其测定一般用显微镜测微尺(图1-2-4)。该尺由目镜测微尺(目尺)和物镜测微尺(物尺)组成。

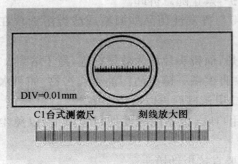

DIV=0.01mm

Cl台式测微尺　　　刻线放大图

图 1-2-4　测微尺结构示意图

目尺分为线性目尺和网状目尺。线性目尺为一直径 2cm 的圆形玻片,其上有 0~50 或 100 的刻度。网状目尺上有数个正方格的网状刻度,可用来测量物体的体积。

物尺是一块中央镶有刻度标尺的载玻片,其标尺全长 1mm,分为 10 个大格,每个大格又分成 10 个小格,共 100 个小格,每小格 0.01mm。物尺是显微长度测量的标准,它并不被用来直接测量,而是用它来校正目尺,故其质量对所测微体影响极大。

使用方法如:将目镜取下,旋开上方的透镜,把目尺放在镜筒的光阑上,使有刻度的一面朝上,旋回透镜。置物尺于载物台上,刻度朝上,调换物镜至所需倍数,调解焦距使至物尺的刻线最清晰。此时,在视野内可以同时看到物尺和目尺。移动载物台将物尺标尺移至目尺下方以避免后者标尺上的刻度妨碍视线。旋转目镜使目尺的标尺与物尺平行,固定载物台使物尺最左端的刻线与目尺最左端的刻线重叠,读出目尺最后端刻线物尺标尺上所在的位置。如目尺右端线不与物尺上任何刻线重合时,读出前者在所在之物尺刻度中所占的分数。移动物尺再重新使物尺左端刻线与目尺左端刻线重合再得另一读数,如此往复至少需得到 5 个读数后求出其平均数,以目尺的刻度数除以此平均数,再乘以 10μm,即得目尺每一刻度所代表的实际长度。公式如下:

$$目尺每格值(\mu m) = \frac{物尺格数}{目尺格数} \times 10$$

公式中的“10”表示物尺每个小格长 10μm。例如,目尺的第 35 格正好与物尺的 26 格重合,代入公式:目尺每格值(μm)=7.4μm

如果更换不同放大率的镜头,必须重新标定目尺才能再次测量。测定时,取下物尺,换上标本片,记录被检标本占目尺的格数,然后乘以目尺每格值。例如,当低倍镜测出某种寄生虫卵的长度为目尺的 5 格,而已知每格等于 7.4μm 时,则该虫卵的长度为:7.4μm×5＝37μm。

第二篇　基　本　实　验

第三章　医学微生物学基本实验

实验一　细菌的形态与结构观察

微生物学是一门形态学科。各种细菌在一定环境条件下,有相对恒定的形态与结构,了解细菌的形态与结构是鉴别细菌的重要方法之一。细菌涂片的制备、染色及形态观察在微生物学实验过程中是一个重要的基本环节。

【实验目的】

1. 观察常见细菌的基本形态和一些细菌的特殊结构。
2. 掌握革兰染色的原理和操作方法。
3. 熟悉悬滴法并观察细菌的运动能力。

一、观察细菌的基本形态与特殊结构

【实验原理】

细菌的基本形态分为球菌、杆菌和螺形菌。球菌为圆形或椭圆形,直径约 $1\mu m$,各种球菌的排列方式有不同类型;杆菌为直杆状,各种杆菌的大小和形态有很大差异;螺形菌是菌体有弯曲的细菌,菌体有一个弯曲呈逗号状的为弧菌,有多个弯曲的为螺菌。

细菌的特殊结构包括荚膜、鞭毛、菌毛和芽孢。其中荚膜、鞭毛和芽孢通过特殊的染色方法可在光学显微镜下观察,而菌毛太微小,只能在电子显微镜下观察。荚膜为菌体外的黏液性物质,不易着色,革兰染色后为透明不着色区,荚膜染色为淡紫色;鞭毛为细长丝状结构,需通过鞭毛染色法使鞭毛变粗后才能在显微镜下观察到;芽孢用革兰染色亦不易着色,通常显示为透明圆形或椭圆形结构,如用芽孢染色法则染出的芽孢呈红色,菌体呈蓝色。

【实验器材】

1. 示教玻片　葡萄球菌、链球菌、脑膜炎奈瑟菌、大肠埃希菌、破伤风梭菌、产气荚膜梭菌、霍乱弧菌、变形杆菌(鞭毛染色)、肺炎链球菌(荚膜染色)。

2. 其他　显微镜。

【实验方法】

显微镜油镜下观察以上细菌示教玻片。

【实验结果】

1. 葡萄球菌镜下呈圆形,革兰染色阳性,葡萄串样或散在排列,无芽孢无荚膜(彩图1)。

2. 链球菌镜下呈圆形或椭圆形,革兰染色阳性,长链或短链状排列,无芽孢无荚膜(彩图 2)。

3. 肺炎链球菌镜下为矛头状近似圆形,革兰染色阳性,两两排列,宽端相对,尖端向外,可见荚膜(彩图 3)。

4. 脑膜炎奈瑟菌镜下近似肾形或豆形,革兰染色阴性,两两排列,形似咖啡豆,无芽孢无荚膜。

5. 大肠埃希菌镜下呈杆状,为中等大小的杆菌,革兰染色阴性,散在排列,无芽孢无荚膜(彩图 6)。

6. 破伤风梭菌镜下为杆状,革兰染色阳性,散在排列,可见芽孢,位于菌体末端,粗于菌体,细菌呈鼓槌状(彩图 7)。

7. 产气荚膜梭菌镜下呈杆状,为革兰染色阳性粗大杆菌,散在排列,可见荚膜(彩图 8)。

8. 霍乱弧菌镜下呈弧形,革兰染色阴性,散在排列,无芽孢无荚膜(彩图 5)。

9. 变形杆菌镜下呈杆状,散在排列,可见细长的鞭毛,鞭毛遍布菌体,菌体和鞭毛均为红色(彩图 12)。

【注意事项】

1. 芽孢有时可脱离菌体,成为一个透明空泡状结构。

2. 有荚膜的细菌菌体有时可从荚膜中脱离出来,剩余的荚膜呈不着色的空白区域。

3. 鞭毛可从菌体上脱落,呈游离的丝状结构。

4. 细菌的形态结构经常受到外界环境的干扰而出现不典型的形态,不同菌龄的细菌其形态也会有差异,观察时应注意鉴别。

【思考题】

观察细菌镜下形态时应注意观察哪些特征?

二、革兰染色法

【实验原理】

革兰染色法是细菌学上最常用的鉴别性染色法,可将所有细菌区分为革兰阳性菌和革兰阴性菌两大类。主要步骤是先用结晶紫进行初染,再加媒染剂碘液,以增加染料和细胞的亲和力,使结晶紫和碘在细胞膜上形成相对分子量较大的复合物,然后再用脱色剂乙醇脱色,最后用苯酚(石炭酸)复红复染。凡细菌不被脱色而保留初染剂的颜色者为革兰阳性菌,如被脱色后又染上复染剂的颜色者则为革兰阴性菌。

革兰染色法的原理主要有三种学说,包括等电点学说、化学学说与生物学说。其中生物学说认为,两种细菌染色的差异是由于这两类菌的细胞壁结构和成分不同所决定的。阴性菌细胞壁的肽聚糖层较薄,主要成分是脂质外膜,容易被乙醇溶解。故乙醇脱色溶解脂质增加了细胞壁的通透性,使结晶紫和碘的复合物易于渗出,结果是细菌脱色,再经苯酚复红复染后就染成了红色。阳性菌肽聚糖层较厚,脂质含量少,经脱色剂处理后反而使肽聚糖层的孔径缩小,通透性降低,因此细菌仍保留初染的颜色。革兰染色可帮助鉴别细菌,了解细菌的致病性和指导临床选用抗菌药物。

【实验器材】

1. 菌种　葡萄球菌、大肠埃希菌。

2. 其他　革兰染色液、生理盐水、载玻片、接种环、酒精灯、吸水纸、显微镜。

【实验方法】

1. 涂片　取洁净载玻片一张,做好标记后置于实验台上。点燃酒精灯,右手以持笔式握持接种环,先将接种环的金属环部分置于火焰中,待金属环烧红并蔓延至金属丝端,再直接烧灼金属丝直至烧红,然后由金属环至金属杆方向快速通过火焰,随后再反方向通过火焰,如此2～3次,以杀灭其表面细菌。然后将接种环移开火焰,待其冷却。注意,接种环不能距离火焰过远,一般应在距火焰10cm范围之内,灭菌后的接种环不能再碰及他物。

用灭菌的接种环取无菌生理盐水2环,分别置于玻片左右两处。然后左手持葡萄球菌斜面培养物试管,右手小指拔取试管上的胶塞,将管口迅速通过火焰数次灭菌;右手仍以持笔式将接种环再次放在火焰上灭菌,待接种环冷却后,挑取适量培养物。烧灼管口,塞好胶塞,将斜面培养物放回原处。然后将挑取的细菌混合于其中一处的盐水中,涂成直径为1cm的圆形菌膜。按上法制备大肠埃希菌菌膜。

2. 干燥　涂片最好在室温下自然干燥,或将标本片接种面向上,置于酒精灯火焰约15cm高处慢慢烘干,切不可直接放在火焰上烤干。

3. 固定　涂片在酒精灯火焰上快速通过3～4次。固定目的在于杀死细菌,并使菌体与玻片黏附牢固,染色时不至于被染液和水冲掉,同时固定可凝固细胞质,改变细菌对染料的通透性。应在完全干燥后才能固定。

4. 染色

(1)初染:在涂片上滴加结晶紫染液,加量以覆盖菌膜为度,染色1分钟。后用细流水冲洗,并轻轻甩去玻片上的积水。

(2)媒染:加碘液染1分钟,后用细流水冲洗,甩去玻片上的积水。

(3)脱色:此步骤为革兰染色的关键。用95%乙醇溶液数滴滴于玻片上,轻轻摇晃以脱色。脱色时间长短与涂片的厚薄程度、玻片晃动程度、乙醇用量多少有关,难以严格规定,最多不超过30秒。脱色后立即用细流水冲洗,甩去积水。

(4)复染:最后滴加苯酚复红染液,复染30秒后用细流水冲洗,甩去积水,待标本自干或用吸水纸吸干。

5. 显微镜油镜观察。

【实验结果】

葡萄球菌染成紫蓝色,为革兰阳性菌;大肠埃希菌染成红色,为革兰阴性菌(彩图1、6)。

【注意事项】

1. 烧灼接种环时应使接种环与火焰焰心成15°～30°夹角。

2. 试管胶塞在取菌过程中应夹在右手小指上,不能放在实验台面。

3. 菌种为液体标本时涂片不必加生理盐水溶液。

4. 当要确证一个未知菌的革兰染色时,应同时做一张已知革兰阳性菌和阴性菌的混合涂片,用以对照。

5. 染色观察细菌形态应选用培养18～24小时菌龄的细菌为宜。若菌龄太老,则革兰阳性菌常转阴性。

【思考题】

1. 革兰染色法中哪一步最关键,为什么? 如何控制这一步?

2. 固定的目的有哪些? 为什么要完全干燥后的涂片才能固定?

3. 有哪些情况会使革兰阳性菌转阴性?

三、不染色标本检查法

【实验原理】

一些细菌具有鞭毛,鞭毛是细菌的运动器官。有鞭毛的细菌在生活状态下能活跃运动,这种运动不同于小颗粒性物质在液体介质中的布朗运动。有无动力是鉴别细菌的一种重要指标。观察细菌动力的方法有压滴法、悬滴法、暗视野法等。

【实验器材】

1. 菌种 葡萄球菌、变形杆菌 12 小时肉汤培养物。

2. 其他 凹玻片、盖玻片、凡士林、镊子、显微镜。

【实验方法】

1. 压滴法

(1) 用接种环取变形杆菌菌液 2～3 环,置于洁净载玻片中央。

(2) 用镊子将盖玻片轻轻盖在菌液上。为避免产生气泡,放置盖玻片时可先将盖玻片一边接触菌液,缓缓放下。

(3) 先用低倍镜找到观察部位,再换高倍镜观察细菌的运动情况。

(4) 同法制备葡萄球菌压片,在高倍镜下观察其运动情况。

2. 悬滴法

(1) 取一凹玻片,在凹窝四周涂以少许凡士林。

(2) 用接种环取适量变形杆菌菌液置于洁净的盖玻片中央。

(3) 将凹玻片的凹面向下,使凹窝对准盖玻片的菌液处,盖于其上。

(4) 迅速翻转玻片,菌液悬滴于盖玻片下,用镊子轻轻按一下盖玻片,使两者贴紧。

(5) 先用低倍镜找到悬滴,再换高倍镜观察细菌的运动情况。

(6) 同法制备葡萄球菌悬滴片,用高倍镜观察其运动情况。

【实验结果】

变形杆菌有鞭毛,运动活跃,可向不同方向迅速运动,位置移动明显。葡萄球菌无鞭毛,不能作真正的运动,但受水分子布朗运动的冲击,在一定范围内作往复颤动,位置移动不大。

【注意事项】

1. 因为是不染色标本,应调暗显微镜光源易于观察。

2. 悬滴法应注意观察悬滴的边缘部位。

3. 细菌的运动除用普通显微镜观察外,还可用暗视野显微镜。

实验二 细菌的培养及生长现象观察

在临床诊断及微生物学实验中,经常需要培养细菌。培养细菌需要满足细菌生长的各种条件,通常将细菌接种到各种培养基中。不同种类的培养基其接种方法也不尽相同,接种过程中还需特别注意无菌操作,谨防污染。掌握各种培养基的接种方法是微生物学实验中的基本要求。将细菌接种到培养基后还要观察其在培养基中的生长现象,以达到纯化、鉴别细菌的目的。

【实验目的】

1. 学习和掌握细菌分离与培养的各种基本技术。
2. 熟悉各种细菌在不同培养基上的生长现象。
3. 掌握无菌操作技术。

【实验原理】

按培养基的物理性状可分为固体、液体和半固体培养基三大类,其中固体培养基包括斜面培养基和平板培养基。因此,接种方法相应地可分为四种:

1. 斜面培养基接种法　常用于细菌的增菌培养,保存菌种,或观察其某些生化特性。琼脂斜面、尿素培养基、双糖铁培养基、枸橼酸盐培养基等具有斜面外形的固体培养基均可用此法接种。经培养后,斜面培养物呈均匀一致的菌苔,如果表面不均匀,表示培养物不纯。

2. 平板培养基接种法　广泛用于细菌的分离培养、细菌鉴定和细菌计数等方面。具体方法包括分区划线法、连续划线法、格子划线法、涂布法等。其中分区划线法、连续划线法更容易使标本中混杂的多种细菌分散成单个细菌,在培养基表面各自繁殖形成单个菌落,以获得纯培养,为进一步鉴定细菌提供条件。

3. 液体培养基接种法　可用于观察细菌不同的生长状况,有的呈均匀混浊,称为混浊生长;有的沉淀于管底,称为沉淀生长;还有的在液体表面形成菌膜,称为表面生长。另外,供测定细菌生化特性之用。凡是肉汤、葡萄糖蛋白胨水以及各种单糖发酵管等液体培养基均用此法接种。

4. 穿刺接种法　常用于半固体琼脂培养基、醋酸铅培养基、双糖铁培养基等的接种。半固体琼脂培养基用于测定细菌的动力,有鞭毛的细菌能够沿穿刺线向四周扩散生长,为动力阳性,称为扩散生长;无鞭毛的细菌只能沿穿刺线生长,不能扩散,动力阴性,称为线性生长。

【实验器材】

1. 菌种　大肠埃希菌、金黄色葡萄球菌、枯草芽孢杆菌、链球菌、混合菌液。
2. 培养基　肉汤培养基、平板培养基、半固体培养基。
3. 其他　接种环、接种针、酒精灯、记号笔、试管架。

【实验方法】

1. 平板分区划线分离法

(1) 在培养皿底玻璃边缘,用记号笔注明接种的菌名,接种者姓名、班级,接种日期等。

(2) 灭菌接种环:点燃酒精灯,烧灼接种环。

(3) 取菌种:用灭菌的接种环取一环的混合菌液。

(4) 分离划线接种细菌(图 2-3-1)。

左手持琼脂平板培养基(皿盖与平皿呈蟾蜍嘴状),尽量使之直立以免空气中的细菌落

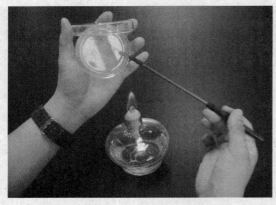

图 2-3-1 分离划线接种细菌

入其中,并靠近火焰。右手持接种环在琼脂平板上端来回划线,线条不能重叠,视为一区;划线时使接种环与平板面成 30°～40°,以腕力在平板表面轻而快地来回滑动。切记,接种环不应嵌进培养基内,避免将琼脂表面戳破。

旋转琼脂平板 90°。烧灼接种环,以杀灭环上的残留细菌,将接种环触及培养基边缘以试其冷却与否。灭菌接种环通过一区作连续划线,此为二区。注意接种环只通过一区 1～2 次,以获取一区少量的细菌。

旋转琼脂平板 90°。烧灼接种环灭菌并使之冷却;将灭菌接种环通过二区连续平行划线,此为三区。接种环只通过二区 1～2 次以获得少量细菌。

旋转琼脂平板 90°,接三区连续平行划线,划满平板其余部分,此为四区。

注意各区接种线间尽量互不交接,前几区均靠平板边缘划线,最后一区留出较宽的位置做连续划线,避免碰上前几区,以达到细菌数逐渐减少的目的。

(5) 划线完毕,将琼脂平板放进皿盖,将培养皿倒放(可避免培养过程中凝结水自皿盖滴下,使菌落融合),放进 37℃ 温箱培养。

(6) 培养 18～24 小时后将培养皿取出,观察琼脂平板表面生长的各种菌落,注意其大小、形状、边缘、表面结构、透明度、颜色等性状(图 2-3-2)。

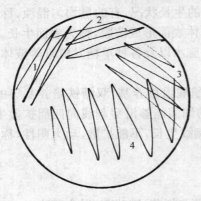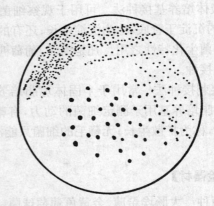

图 2-3-2 平板分区划线分离法示意图

2. 斜面培养基接种法(图 2-3-3)

(1) 点燃酒精灯,取大肠埃希菌或金黄色葡萄球菌菌种进行接种。

(2) 左手同时握持菌种与待接种的培养基管,使菌种管位于左侧,斜面应向上,勿成水平,以免凝结水浸润培养基表面,甚至沾湿胶塞。

(3) 右手持接种环,在火焰上烧灼灭菌。

(4) 以右手掌及小指、小指及无名指分别拔取并夹持两管胶塞,将两管管口灭菌。

(5) 将已灭菌且已冷却的接种环伸入菌种管内,从斜面上轻轻挑取少量菌苔退出菌种管(注意,一要防止取菌过多;二要防止弄破培养基表面)。再伸进待接种的培养基管,进行斜面培养基接种，先从斜面底端向上划出一条直线，再沿斜面底部轻轻向上作蛇形弯曲划线。沾有细菌的接种环进出试管时不应触及到试管内壁和试管口。

（6）接种完毕，将两试管的管口火焰上烧灼灭菌。塞好胶塞，并放回原来的位置上。重新烧灼接种环，灭菌后放回试管架上。将接种好的试管放于37℃温箱培养，18～24小时后观察生长情况。

3. 液体培养基接种法（图2-3-4）

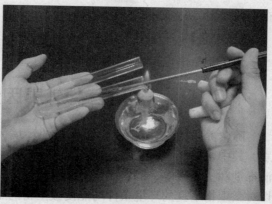

图2-3-3 斜面培养基接种法

（1）用记号笔在待接种培养基上写明标记。

（2）如斜面培养基的接种方法一样，握持菌种管及待接种的大肠埃希菌、链球菌和枯草芽孢杆菌的肉汤管。

（3）接种环灭菌冷却后，伸入菌种管取少量细菌再伸入肉汤管内，将肉汤管稍倾斜，在液面上方管壁处轻轻研磨，蘸取少量肉汤调和，使菌混于肉汤中。塞好试管胶塞后，摇动液体，使细菌在液体中均匀分布。

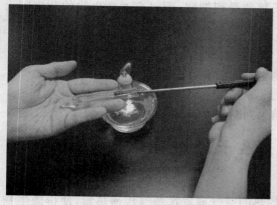

图2-3-4 液体培养基接种法

（4）接种完毕，将接种环灭菌后放回试管架。肉汤管置于37℃温箱培养，18～24小时后观察生长情况。

4. 半固体穿刺接种法（图2-3-5）

（1）用记号笔在待接种培养基上写明标记。取金黄色葡萄球菌和大肠埃希菌作为菌种分别接种半固体培养基。

（2）如斜面培养基接种法，握持菌种管及待接种的半固体琼脂培养基。

（3）右手持接种针，灭菌冷却后，以针蘸取菌苔，垂直刺入半固体琼脂培养基的中心，

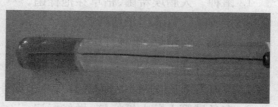

图2-3-5 半固体穿刺接种法

直到接近管底部上方5mm左右，但不要接触管底，然后循原路退出。

（4）接种完毕。接种针重新灭菌后放至试管架上，塞好胶塞，置37℃温箱培养18～24小时后取出，观察细菌的生长情况。

【注意事项】

1. 接种细菌前务必核对菌种是否与标记一致，以防混淆。

2. 平板培养基接种完毕后注意要倒置培养。

3. 固体培养基接种时只需将接种环的前缘部位与菌苔接触后刮取少量菌体，接种到培养基时利用接种环端部的菌体与培养基表面轻轻接触摩擦，以流畅的线条将菌体均匀分布

在划线条上,切忌划破培养基表面。

【思考题】

为了避免出现污染,接种细菌时应注意什么问题?

实验三　外界因素对细菌的影响

除营养条件外,影响微生物生长的环境因素很多,包括物理因素、化学因素和生物因素。其中,物理因素主要是温度、渗透压、紫外线、pH 和气体因素等;化学因素如各类化学消毒剂和抗生素等。以上因素对微生物的生长繁殖、生理生化过程能产生很大的影响。一切对微生物不良的环境条件均能使微生物的生长受到抑制,甚至导致微生物死亡。我们可以通过控制环境因素,使得有害微生物的生长繁殖受到抑制;而对有益微生物的利用则可促使其更快地生长繁殖。

【实验目的】

1. 观察物理因素如温度、紫外线对微生物生长的影响。
2. 观察常用消毒剂对微生物的抑制作用。
3. 掌握纸片法药敏试验的原理、方法和结果判断。

一、湿热对细菌生长的影响

【实验原理】

高温对微生物有明显的致死作用。通过灼热的空气或者水蒸气传递热量,使得微生物的菌体蛋白变性。它的杀菌效果与细菌的种类及有无芽孢等因素有关。另外,与温度高低、加热时间长短也有一定的相关性。

【实验器材】

1. 菌种　大肠埃希菌、枯草芽孢杆菌。
2. 培养基　营养肉汤培养基。
3. 其他　酒精灯、接种环、小试管、水浴箱。

【实验方法】

1. 取肉汤管 10 支,平均分成两组(第一组编号为 1～5,第二组编号为 6～10),摆在试管架上。
2. 在各试管上贴上纸标签,做好标记。
3. 点燃酒精灯。按液体接种法进行细菌接种(第一组接种大肠埃希菌,第二组接种枯草杆菌),每管接种细菌悬液 2～3 环。
4. 按表 2-3-1,将接种好的 1、2、6、7 号试管置于 65℃水浴箱中;3、4、8、9 号试管置于沸水浴中。水浴箱内的水面应超过肉汤管内液体。5 号和 10 号为对照管不加热。

表 2-3-1　不同温度不同时间对细菌生长的影响实验分组

菌种	65℃ 5分钟	65℃ 30分钟	100℃ 5分钟	100℃ 30分钟
大肠埃希菌	1	2	3	4
枯草芽孢杆菌	6	7	8	9

5. 把全部肉汤管放入 37℃温箱中,培养 18～24 小时后取出,观察有无细菌生长。

【注意事项】

1. 接种时应注意不要将菌种弄错。
2. 肉汤管加热处理后应马上取出冷水冲洗管壁使之冷却。
3. 加热时,液面应超过肉汤液面。

二、紫外线杀菌试验

【实验原理】

紫外线是电磁波谱中波长 10～400nm 辐射的总称,其中以 265～266nm 的杀菌作用最强。紫外线可以直接作用于微生物细胞内的 DNA 分子,使得相邻的胸腺嘧啶形成稳定的二聚体,阻碍微生物基因组的复制和翻译,导致微生物死亡。同时,紫外线照射空气可形成臭氧,具有一定的氧化杀菌能力。由于紫外线的穿透能力极差,不易透过石英玻璃以外的有形物质,使得紫外线只适用于空间、空气和物体表面的消毒。

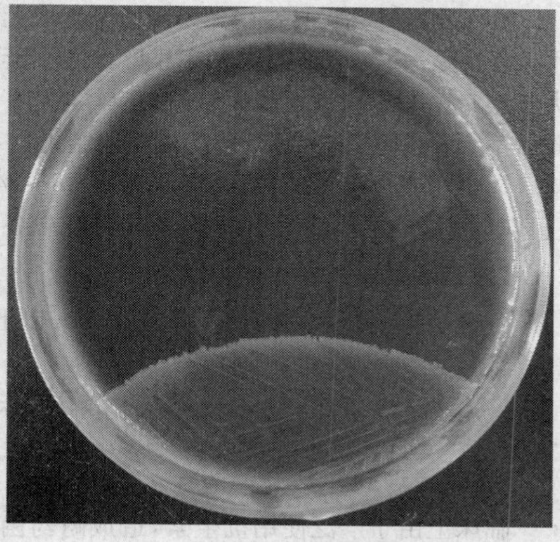

【实验器材】

1. 菌种　金黄色葡萄球菌。
2. 培养基　肉汤培养基、平板培养基。
3. 其他　酒精灯、接种环、无菌棉签、医用紫外线灯。

图 2-3-6　紫外线杀菌试验结果

【实验方法】

1. 在琼脂平板底部注明菌名以及紫外线照射与未照射区域的界线。
2. 点燃酒精灯,用无菌棉签蘸取适量葡萄球菌肉汤培养物在琼脂平板上密集划线。
3. 将培养皿正放,平皿盖打开一半,置于无菌室紫外线灯下(灯与皿距离约 60～80cm)照射 30 分钟,然后盖好皿盖。
4. 置于 37℃温箱培育 24 小时后观察结果(图 2-3-6)。

三、化学消毒剂的抑菌作用

【实验原理】

化学消毒剂的种类很多,包括酚类、醛类、重金属盐、酸碱类、氧化剂和生物活性剂等。这些化学消毒剂通过破坏菌体蛋白、干扰细胞酶活性、损伤细胞膜等方式导致微生物细胞死亡。凡不适用于物理消毒灭菌而不怕潮湿的物品,如锐利的金属、刀、剪和光学仪器以及皮肤、黏膜、患者的分泌物排泄物、空气等均适用于化学消毒法。

【实验器材】

1. 菌种　金黄色葡萄球菌、大肠埃希菌。

2. 培养基 平板培养基。

3. 试剂 2％碘酒、75％乙醇溶液、甲紫（龙胆紫）、红汞、蒜片。

4. 其他 酒精灯、无菌棉签、镊子、测量尺。

【实验方法】

1. 先在两个琼脂平板底部分别注明葡萄球菌和大肠埃希菌。

2. 点燃酒精灯。用棉签蘸取葡萄球菌菌液，在试管内壁旋转挤去多余菌液后，在琼脂平板上密集而均匀地涂布接种 3 次，每次旋转 60°，最后沿平板内缘涂抹 1 周。

3. 以同样的方法，把大肠埃希菌涂布于另一普通琼脂平板上。

4. 待培养基稍干后，用无菌镊子分别取无菌滤纸片，蘸以 2％碘酒以及 75％乙醇溶液、甲紫、红汞、蒜片（用小刀切取蒜片形状大小近似无菌滤纸片）分别贴在已接种葡萄球菌和大肠埃希菌的琼脂平板表面上的相应区域（图 2-3-8）。各滤纸片距离大致相等。滤纸片放置后不要再挪动，因为挪动将影响实验结果。

5. 把平板倒放在 37℃温箱内培养，18～24 小时后取出观察结果。

6. 测量抑菌环的大小，初步判定并比较各菌对各种消毒剂的敏感情况（图 2-3-8）。

【注意事项】

各种消毒剂纸片之间间隔应在 25mm 以上。

四、纸片法药敏试验

【实验原理】

临床上由于广泛使用抗生素，造成耐药菌株逐渐增多，给临床抗感染工作带来极大困难。药敏试验可以帮助了解微生物对抗生素的耐药情况，有效指导临床的抗感染治疗。药敏试验方法包括纸片扩散法、琼脂稀释法和 E 试验法等。其中纸片扩散法是临床上常用的药敏试验方法，将含有定量抗菌药物的纸片贴在已接种测试菌的琼脂平板上，纸片中所含的药物吸收琼脂中水分溶解后不断向纸片周围扩散形成递减的浓度梯度，在纸片周围抑菌浓度范围内测试菌的生长被抑制，从而形成无菌生长的透明圈即为抑菌圈。抑菌圈的大小反映测试菌对测定药物的敏感程度，并与该药对测试菌的 MIC 呈负相关。

【实验器材】

1. 菌种 金黄色葡萄球菌、大肠埃希菌、铜绿假单胞菌。

2. 培养基、试剂 平板培养基、各种药敏纸片。

3. 其他 酒精灯、无菌棉签、镊子、测量尺。

【实验方法】

1. 先在两个琼脂平板底部分别注明葡萄球菌和大肠埃希菌。

2. 点燃酒精灯。用无菌棉签涂布接种细菌。

3. 待培养基稍干后，用无菌镊子分别取药敏纸片（药敏纸片选用参考表 2-3-2），呈十字形分别贴在已接种葡萄球菌和大肠埃希菌的琼脂平板表面上的相应区域（图 2-3-7）。各滤纸片距离大致相等。

4. 把平板倒放在 37℃温箱内培养，18～24 小时后取出观察结果。

5. 测量抑菌环的大小，初步判定并比较各菌对各种抗生素的敏感情况（图 2-3-7）。

表 2-3-2 药敏纸片的选择

待测菌	药物纸片
金黄色葡萄球菌	PEN、OXA、CLI、VAN、CIP、GEN、SXT
大肠埃希菌	AMP、FZN、GEN、AMS、FRX、CIP、IMP
铜绿假单胞菌	CAZ、GEN、PIP、AMK、ATM、CIP、IMP

【实验结果】

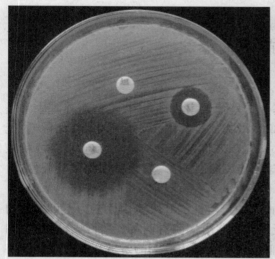 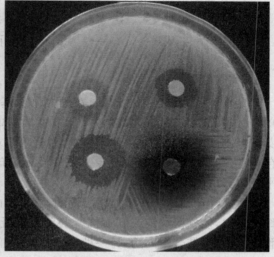

图 2-3-7　药敏试验　　　　　　　图 2-3-8　化学消毒剂对细菌的影响

【注意事项】

1. 标准菌株的抑菌圈应落在预期范围内。如果超出该范围,应视为失控而不发报告,并及时查找原因,予以纠正。

2. 培养基的质量、药敏纸片的质量、接种菌量、试验操作质量、孵育条件、抑菌圈测量工具的精度和质控菌株本身的药敏特性等均能影响纸片扩散法抗生素敏感试验结果的准确性和精密度。

【思考题】

有哪些因素能干扰纸片法药敏试验的结果?

实验四　常见病原性细菌的分离鉴定方法

病原菌的鉴定是将一个未知的细菌按其生物学特性,经过与所有已知菌种进行比较后划归到一个已知菌种的过程。首先根据感染的类型采集合适的标本,接种于合适的培养基,以获得纯培养;然后确定其形态染色性;再按其他特性逐步鉴定科、属、种。根据被鉴定菌的特性不同,鉴定方法也不同。血清学鉴定由于操作简便、快速、特异性高,为感染性疾病提供了快速诊断方法。

临床上引起感染的细菌较常见的为化脓性球菌和肠杆菌科。化脓性球菌常在临床引起各种化脓性炎症,主要包括革兰阳性的葡萄球菌、链球菌、肺炎链球菌以及革兰阴性的脑膜炎奈瑟菌和淋病奈瑟菌。

肠杆菌科细菌中多数是人和动物肠道的正常菌群,主要引起条件致病。少数细菌引起人类重要的肠道传染病,如伤寒沙门菌引起伤寒、志贺菌属引起痢疾。

【实验目的】

1. 熟悉一般细菌的鉴定流程。
2. 掌握化脓性球菌的鉴定方法。
3. 掌握肠道细菌的鉴定方法。

一、葡萄球菌属的鉴定

【实验原理】

葡萄球菌为革兰阳性球菌,在固体培养基上常呈葡萄串状排列;在液体培养基中常呈单个、成双或短链状排列;在脓汁标本中常是单个散在或少数堆积如葡萄串状;无鞭毛、无芽孢。本菌多为需氧或兼性厌氧菌,对营养要求不高,不同菌种可产生金黄色、白色或柠檬色色素。某些菌种有溶血现象。致病性葡萄球菌能发酵甘露醇、血浆凝固酶试验阳性、血平板培养可出现透明溶血环。

致病性葡萄球菌产生血浆凝固酶,它可使血浆中可溶性的纤维蛋白原变为不可溶性的纤维蛋白,使枸橼酸钠或肝素抗凝的兔血浆凝固。血浆凝固酶有两种,一种结合在细菌细胞壁上,称为结合凝固酶,另一种是分泌至菌细胞外,称为游离凝固酶。玻片法血浆凝固酶试验测定结合凝固酶,试管法检测游离凝固酶。

【实验器材】

1. 菌种 金黄色葡萄球菌、表皮葡萄球菌。
2. 培养基 普通平板培养基、血平板、甘露醇发酵管。
3. 试剂 兔血浆、3%H_2O_2溶液、革兰染色液。
4. 其他 培养箱、水浴箱、显微镜、载玻片、小试管。

【实验方法】

1. 观察葡萄球菌的镜下形态 取金黄色葡萄球菌与表皮葡萄球菌斜面培养物少许涂片,革兰染色,镜检,油镜下观察结果。

2. 葡萄球菌的培养特性 分别取金黄色葡萄球菌和表皮葡萄球菌培养物,用分离划线方法接种血平板,置于培养箱37℃培养18~24小时观察结果。

3. 葡萄球菌的生化反应

(1)血浆凝固酶试验

1)玻片法:取未稀释新鲜兔血浆和生理盐水各一滴分别滴于载玻片上,挑取金黄色葡萄球菌少许,分别与生理盐水和血浆混合,立即观察结果。再取表皮葡萄球菌重复以上试验。

2)试管法:取2支小试管,各加0.5ml 1∶4稀释的新鲜兔血浆,在其中1支试管中加少许金黄色葡萄球菌,充分研磨混匀,另1支试管中加少许表皮葡萄球菌,置于37℃水浴中3~4小时,观察结果。

（2）触酶试验：用接种环挑取普通琼脂平板上的葡萄球菌，置于洁净载玻片上，滴加 3%H_2O_2 溶液 1～2 滴，观察结果。

（3）甘露醇发酵试验：将金黄色葡萄球菌和表皮葡萄球菌分别接种于甘露醇发酵管，35℃孵育 18～24 小时后观察结果。

【实验结果】

1. 形态观察　两种葡萄球菌的形态基本相同，均为革兰阳性球菌，散在或呈不规则葡萄状排列。

2. 菌落观察　在普通琼脂平板上，两种葡萄球菌均形成中等大小、圆形凸起、表面光滑、湿润、边缘整齐、不透明菌落，并可产生不同的脂溶性色素，金黄色葡萄球菌呈金黄色、表皮葡萄球菌大多呈白色。在血平板上，金黄色葡萄球菌菌落周围有完全溶血环（β溶血），表皮葡萄球菌菌落周围无溶血环。

3. 血浆凝固酶结果

（1）玻片法：细菌在生理盐水中无凝集而在血浆中聚集成团块或无法混匀，为血浆凝固酶试验阳性；反之，细菌在血浆中呈均匀混浊则为阴性。

（2）试管法：细菌使试管内血浆凝固呈胶冻状，为血浆凝固酶试验阳性；反之，试管内血浆不凝固仍流动的，则为阴性。

血浆凝固酶试验被广泛用于常规鉴定金黄色葡萄球菌与其他葡萄球菌，常作为鉴定葡萄球菌致病性的主要依据之一。金黄色葡萄球菌的凝固酶试验阳性，表皮葡萄球菌的凝固酶试验阴性。

4. 触酶试验结果　将 3%H_2O_2 滴加于细菌上，如半分钟内产生大量气泡，为触酶试验阳性，而不产生气泡者为阴性。本试验用于鉴别葡萄球菌和链球菌，前者为阳性，后者为阴性。

5. 甘露醇发酵试验结果　培养基呈混浊，由紫色变为黄色为甘露醇发酵试验阳性，仍为紫色者为阴性。金黄色葡萄球菌为阳性，表皮葡萄球菌为阴性。

【注意事项】

1. 因红细胞内含有触酶，会出现假阳性反应，故触酶试验不宜用血琼脂平板上的菌落。每次做触酶试验一定要用阳性菌株和阴性菌株作对照。阳性对照可用金黄色葡萄球菌，阴性对照可用链球菌。

2. 在临床检验中，常遇到血浆凝固酶阴性的葡萄球菌，不能轻率作出非致病性葡萄球菌或污染菌的结论。

【思考题】

致病性葡萄球菌有何特点？

二、链球菌属的鉴定

【实验原理】

链球菌菌体呈圆形或卵圆形，革兰染色阳性，常呈链状排列。多为需氧或兼性厌氧，对营养要求较高，普通培养基上生长不良，在含有血液、血清、葡萄糖的培养基中生长良好。根据溶血现象可将链球菌分为甲型溶血性链球菌、乙型溶血性链球菌和丙型链球菌

3 类。

肺炎链球菌为革兰阳性双球菌,菌体呈矛头状。在体内或含血清的培养基中能形成荚膜。营养要求高,在血平板上形成草绿色溶血环,与甲型链球菌很相似。可通过胆汁溶菌试验、Optochin 敏感试验和菊糖发酵试验与甲链鉴别。

抗链球菌溶素"O"试验为一种血清学试验。A 群溶血性链球菌产生的溶血素"O"(SLO)是一种含-SH 基的蛋白质毒素,能溶解红细胞。易被氧化而失去溶血能力,加入还原剂则可使其恢复溶血能力。同时它有很强的抗原性,可刺激机体产生相应抗"O"抗体(ASO),这种抗体能中和 SLO,使之失去溶血能力。如患者血清中的 ASO 滴度很高,则 ASO 还将有剩余,这些剩余的 ASO 即可与 SLO 标记的乳胶发生抗原抗体反应,出现清晰、均匀的乳胶凝集颗粒。

【实验器材】

1. 菌种 甲型溶血性链球菌、乙型溶血性链球菌、丙型链球菌、肺炎链球菌。

2. 培养基 血平板、血清肉汤、菊糖发酵管。

3. 试剂 革兰染色液、100g/L 去氧胆酸钠溶液、溶血素"O"溶液、ASO 胶乳试剂。

4. 其他 Optochin 纸片、无菌生理盐水、待测人血清、乳胶反应板。

【实验方法】

1. 观察链球菌的镜下形态 取乙型溶血性链球菌与肺炎链球菌的斜面培养物少许涂片,革兰染色,镜检,油镜下观察结果。

2. 链球菌的培养特性 分别取甲型溶血性链球菌、乙型溶血性链球菌、丙型链球菌、肺炎链球菌培养物,用分离划线方法接种血平板,置培养箱 37℃培养 18～24 小时观察结果。

3. 链球菌的生化反应

(1) 奥普托欣(Optochin)敏感试验:挑取甲型溶血性链球菌和肺炎链球菌密集划线接种在血琼脂平板上,贴放 Optochin 纸片,培养箱 35℃孵育 18～24 小时,观察抑菌环大小。

(2) 胆汁溶菌试验

1) 平板法:在血琼脂平板上的甲型溶血性链球菌和肺炎链球菌菌落上分别加 1 滴 100g/L 去氧胆酸钠溶液,35℃孵育 30 分钟观察结果。

2) 试管法:将甲型溶血性链球菌和肺炎链球菌血清肉汤培养液 1ml 分别加入 2 支试管,再于各管中加入 100g/L 去氧胆酸钠溶液 0.1ml,摇匀后置 37℃水浴 30 分钟后观察结果。

(3) 菊糖发酵试验:将甲型溶血性链球菌和肺炎链球菌分别接种于菊糖发酵管中,置培养箱 35℃孵育 18～24 小时观察结果。

4. 乳胶法抗"O"试验

(1) 将待测患者血清 56℃、30 分钟灭活,然后用生理盐水做 1:50 稀释。

(2) 在反应板格子中滴加稀释灭活的血清 1 滴。

(3) 再滴加 SLO 1 滴,轻轻摇动 2 分钟,使其充分混匀。

(4) 滴加 ASO 乳胶试剂 1 滴,轻轻摇动 3 分钟后观察结果。

【实验结果】

1. 形态观察 链球菌为革兰阳性球菌,圆形或卵圆形,成双或呈链状排列;肺炎链球菌为矛头状,成双排列,宽端相对,尖端向外的革兰阳性球菌。

2. 菌落观察 链球菌在血琼脂平板上生长后出现灰白色、圆形凸起、表面光滑、边缘整齐的针尖大小菌落,可出现不同的溶血情况。甲型链球菌菌落周围出现草绿色溶血环(α 溶血),乙型链球菌菌落周围出现透明溶血环(β 溶血),丙型链球菌菌落周围无溶血环。肺炎链球菌在血琼脂平板上出现的菌落与甲型链球菌相似,但培养2~3 天后,因菌体发生自溶,菌落中心凹陷呈"脐状"。

3. 奥普托欣敏感试验结果 抑菌圈直径≥14mm 为阳性,<14mm 为阴性,此试验用于鉴别肺炎链球菌和甲型链球菌,前者为阳性,后者为阴性。

4. 胆汁溶菌试验结果 平板法若菌落消失为阳性,菌落不消失为阴性。试管法若液体由混浊变为透明为阳性,菌悬液仍然混浊为阴性。此试验是用于鉴别肺炎链球菌和甲型链球菌的重要试验,前者为阳性,后者为阴性。

5. 菊糖发酵试验结果 培养基由紫色变为黄色为阳性,不变色为阴性。肺炎链球菌为阳性,甲型链球菌为阴性。

6. 乳胶法抗"O"试验结果 出现清晰凝集为阳性,不凝集为阴性。阳性相当于 ASO ≥500U,可认为患者近期受溶血性链球菌感染过,可辅助诊断风湿热、肾小球肾炎等疾病。

【注意事项】

做 ASO 胶乳凝集试验时,当加入 ASO 胶乳后,轻摇至规定的时间应立即记录结果,超过规定时间才出现的凝集不作为阳性。

【思考题】

甲型溶血性链球菌与肺炎链球菌可通过哪些方法来区别?

三、奈 瑟 菌 属

【实验原理】

奈瑟菌属为革兰阴性双球菌,其中致病菌主要是脑膜炎奈瑟菌和淋病奈瑟菌。

脑膜炎奈瑟菌为革兰染色阴性,成双排列,平面或凹面相对,呈肾形或咖啡豆状;无鞭毛,无芽孢,新分离菌株常有荚膜。为专性需氧菌,初次分离时需 5%~10%的二氧化碳环境。对温度要求严,低于30℃或高于40℃不生长,最适 37℃培养。对营养要求较高,在含血液、血清或卵黄的培养基中才生长良好。常用巧克力琼脂平板来分离标本中的脑膜炎奈瑟菌。

淋病奈瑟菌为圆形或椭圆形,常成对排列,革兰染色阴性,无鞭毛,无芽孢。营养要求较高,培养基中含血液、血清或腹水才易生长。最适温度为 37℃,低于30℃或高于 38.5℃不生长。常用巧克力琼脂平板培养。

【实验器材】

1. 菌种 脑膜炎奈瑟菌、淋病奈瑟菌。
2. 培养基 巧克力琼脂平板、麦芽糖发酵管。
3. 其他 革兰染液、氧化酶试剂(四甲基对苯二胺)、载玻片、无菌生理盐水。

【实验方法】

1. 观察脑膜炎奈瑟菌、淋病奈瑟菌的镜下形态 取脑膜炎奈瑟菌、淋病奈瑟菌巧克力斜面培养物少量涂片革兰染色,油镜下观察。

2. 奈瑟菌属的培养特性 分别取脑膜炎奈瑟菌、淋病奈瑟菌接种于巧克力琼脂平板,置37℃培养24小时或48小时后观察结果,注意菌落形态、大小等特征。

3. 奈瑟菌属生化反应

(1) 氧化酶试验:氧化酶试验阳性是奈瑟菌属的共同特性。氧化酶可将二甲基对苯二胺或四甲基对苯二胺试剂氧化成红紫色的醌类化合物。取氧化酶试剂分别滴加在脑膜炎奈瑟菌、淋病奈瑟菌及白色葡萄球菌的培养物上,几分钟内观察结果。

(2) 麦芽糖发酵试验:分别取脑膜炎奈瑟菌、淋病奈瑟菌接种于麦芽糖发酵管中,置37℃培养24小时,观察结果。

【实验结果】

1. 形态观察 脑膜炎奈瑟菌为革兰染色阴性,成双排列,平面或凹面相对,呈肾形或咖啡豆状;无鞭毛,无芽孢,新分离菌株常有荚膜。

淋病奈瑟菌(彩图4)为圆形或椭圆形,常成对排列,革兰染色阴性,无鞭毛,无芽孢。

2. 菌落观察 脑膜炎奈瑟菌在巧克力琼脂平板上的菌落呈圆形凸起、表面光滑、无色透明、边缘整齐,似露滴状。

淋病奈瑟菌在巧克力琼脂平板上的菌落呈圆形凸起、半透明或不透明、灰白色、边缘整齐。

3. 氧化酶试验结果 立刻出现红色,而逐渐加深呈紫色为阳性;不变色为阴性。

4. 麦芽糖发酵试验结果 培养基由紫色变为黄色为阳性,不变色为阴性。脑膜炎奈瑟菌为阳性,淋病奈瑟菌为阴性。

四、肠道杆菌的鉴定

【实验原理】

肠道杆菌种类繁多,鉴定复杂,常用各种选择性培养基进行初步筛选。其中SS培养基为强选择性培养基,MAC为弱选择性培养基。此两种培养基均含有乳糖,能分解乳糖产酸为肠道非致病菌,如大肠埃希菌;不分解乳糖不产酸为肠道致病菌,如痢疾志贺菌和伤寒沙门菌。

选择性培养基上的可疑菌落再接种到鉴别性培养基进行初步鉴定,如KIA培养基。KIA培养基称为克氏铁双糖培养基,含葡萄糖与乳糖的比例为1:10,并含有硫酸亚铁及指示剂酚红。若细菌分解乳糖产酸产气,则斜面与底层均呈黄色,且有气泡。若细菌只分解葡萄糖,由于葡萄糖含量较少,所生成的酸含量也较少。可因斜面接触空气氧化产碱而中和少量的产酸,使得斜面颜色不变,而底层没有接触空气产碱的干扰,少量的产酸仍然能够使得酚红由红变黄。若细菌产生硫化氢,则与培养基中硫酸亚铁作用,形成黑色的硫化铁。

通过观察细菌在鉴别培养基的生长现象可得到初步鉴定结果,再通过生化试验和血清学试验得到最终鉴定。

IMViC是四个试验的缩写:吲哚试验(I)、甲基红试验(M)、V-P试验(V)和枸橼酸盐利用试验(C)。IMViC试验常用于革兰阴性的肠道细菌检测,如产气杆菌和大肠埃希菌在许多测试中反应很相似,极其容易混淆,可以通过以上几个试验加以区别。吲哚试验是检测细菌是否具有色氨酸酶的试验,色氨酸酶可分解色氨酸产生吲哚,再加入吲哚试剂也就是对二甲氨基苯甲醛即可产生络合物呈玫瑰红色;甲基红试验是观察细菌分解代谢中产生的丙酮酸的走向,有些细菌能够分解丙酮酸产生甲酸、乙酸,使得培养基的 pH 下降到 4.5 以下,加入指示剂甲基红可变红色,反之 pH 在 4.5 以上为黄色;V-P 试验同样是观察细菌利用丙酮酸的走向,有些细菌能利用丙酮酸产生乙酰甲基甲醇,后者在强碱环境下被氧化为二乙酰,二乙酰与蛋白胨中的胍基生成红色络合物,即为阳性,反之变黄为阴性;枸橼酸盐利用试验是观察细菌能否产生枸橼酸酶,分解枸橼酸盐生成碱性碳酸盐和碳酸氢盐,使培养基变碱,则溴麝香草酚蓝指示剂由绿色变为深蓝色,部分细菌不能分解枸橼酸盐,得不到碳源不能生长,指示剂保持绿色。

【实验器材】

1. 菌种 大肠埃希菌、伤寒沙门菌、痢疾志贺菌、变形杆菌、产气肠杆菌。

2. 培养基 SS 培养基、MAC 培养基、KIA 培养基、蛋白胨水培养基、葡萄糖蛋白胨水培养基、枸橼酸盐斜面培养基。

3. 试剂 甲基红试剂、V-P 试剂、吲哚试剂(对二甲氨基苯甲醛)。

4. 其他 培养箱、显微镜、小试管、1ml 刻度吸管。

【实验方法】

1. 观察肠道杆菌的镜下形态 取大肠埃希菌、伤寒沙门菌、痢疾志贺菌、变形杆菌的斜面培养物少量涂片,革兰染色,油镜下观察。

2. 肠道杆菌的培养特性 将大肠埃希菌、伤寒沙门菌、痢疾志贺菌、变形杆菌分别接种在 SS 培养基、MAC 培养基、KIA 培养基、MIU 培养基中,置培养箱 37℃孵育 18～24 小时。观察培养结果。

3. 吲哚试验 将大肠埃希菌、产气肠杆菌接种在蛋白胨水培养基 37℃培养 24 小时,取出后沿管壁缓慢加入吲哚试剂 1ml,使得吲哚试剂与液体培养基分层,观察两种液体交界处有无红色出现。

4. 甲基红试验 将大肠埃希菌、产气肠杆菌接种于葡萄糖蛋白胨水培养基 37℃培养 24 小时,取出后加入 3～4 滴甲基红试剂,观察液体培养基中的颜色改变。

5. V-P 试验 将大肠埃希菌、产气肠杆菌接种在葡萄糖蛋白胨水培养基 37℃培养 24 小时,取出后加入 40%KOH 10 滴,再加入少量 α-萘酚,用力振荡,观察液体培养基中的颜色改变。

6. 枸橼酸盐利用试验 将大肠埃希菌、产气肠杆菌接种在枸橼酸盐培养基 37℃培养 24 小时,观察培养基的颜色改变。

7. 肥达试验 准备 4 排小试管,每排 7 支并标记,另取中号试管 1 支,加生理盐水 3.8ml 及被检血清 0.2ml,混匀,即为 1:20 稀释,总量为 4ml。然后取出 2ml 按每管 0.5ml 分别放入各排小试管中的第 1 支试管中。再于上述中号试管内加生理盐水 2ml 混匀,此种血清即为 1:40 稀释,吸取此稀释度血清 2ml,按每管 0.5ml 分别加到各排小试管中的第 2 支试管中。以此类推连续稀释到各排小试管第 6 支试管为止,第 7 支小试管只加入 0.5ml 生理盐水做阴性对照。然后按表 2-3-3 操作。

表 2-3-3 肥达试验方法

	试验管(每管 0.5ml 稀释血清)						对照管
	1:20	1:40	1:80	1:160	1:320	1:640	生理盐水
O 抗原	0.5	0.5	0.5	0.5	0.5	0.5	0.5
H 抗原	0.5	0.5	0.5	0.5	0.5	0.5	0.5
PA 抗原	0.5	0.5	0.5	0.5	0.5	0.5	0.5
PB 抗原	0.5	0.5	0.5	0.5	0.5	0.5	0.5
血清最终稀释	1:40	1:80	1:160	1:320	1:640	1:1280	-

振荡片刻,置于 45℃水浴箱中 2 小时或 37℃水浴箱 4 小时,取出置室温或放冰箱中过夜,次日观察并记录结果。

【实验结果】

1. 形态观察 大肠埃希菌、伤寒沙门菌、痢疾志贺菌、变形杆菌均为革兰阴性中等大小杆菌,散在排列。

2. 培养结果观察

(1) SS 培养基与 MAC 培养基

1) 大肠埃希菌分解乳糖产酸,在 SS 和 MAC 平板上形成红色、圆形、光滑、凸起、边缘整齐的菌落(彩图 31)。

2) 伤寒沙门菌不分解乳糖,在 SS 和 MAC 平板上形成无色、半透明、光滑湿润、凸起的小菌落,产生 H_2S 的菌落可在 SS 平板上形成中心带黑褐色的小菌落(彩图 31)。

3) 痢疾志贺菌不分解乳糖,在 SS 平板和 MAC 平板上形成无色透明、中等大小的菌落(彩图 31)。

4) 变形杆菌不分解乳糖,在 SS 平板和 MAC 平板上形成无色透明、中等大小的菌落,由于产生 H_2S,菌落中心通常为黑褐色(彩图 32)。

(2) KIA(彩图 30)与 MIU 培养基

肠道杆菌在 KIA 与 MIU 培养基上的生长情况见表 2-3-4。

表 2-3-4 四种肠道杆菌在 KIA 与 MIU 培养基上的生长现象

	KIA 培养基				MIU 培养基		
	斜面	底层	产气	H_2S	动力	吲哚	脲酶
大肠埃希菌	A	A	+	−	+	+	−
伤寒沙门菌	K	A	−	+/−	+	−	−
痢疾志贺菌	K	A	−	−	−	+/−	−
变形杆菌	K	A	+	+	+	+/−	+

注:K:产碱;A:产酸。

3. IMViC 试验结果(彩图 26、27、28、29)

(1) 吲哚试验加入吲哚试剂后,在液面交界处出现红色为阳性,不出现红色为阴性。

(2) 甲基红试验加入甲基红试剂后培养基变红为阳性,变黄为阴性。

(3) V-P 试验加入 V-P 试剂后培养基变红为阳性,变黄为阴性。

(4) 枸橼酸盐利用试验培养基变蓝为阳性,培养基不变色即保持绿色为阴性。

　　（5）大肠埃希菌 IMViC 结果为＋＋－－,产气肠杆菌为－－＋＋。

　　4. 肥达试验结果观察　　先观察对照管,正确结果应无凝集反应,再分别与对照管比较观察各试管凝集情况。根据液体透明度和凝集块多少,以 4＋、3＋、2＋、＋、－符号记录。

　　4＋:上清液完全澄清,细菌凝集块全部沉于管底。

　　3＋:上清液澄清度达 75％,大部分细菌凝集成块沉于管底。

　　2＋:上清液澄清度达 50％,约 50％细菌凝集成块沉于管底。

　　＋:上清液体混浊,管底仅有少部分细菌凝集成块,上清液澄清度仅有 25％。

　　－:液体均匀混浊,无凝集块。

　　以呈现 2＋凝集现象的血清最高稀释倍数作为该血清的凝集效价。一般认为,伤寒沙门菌 O 抗体凝集效价在 1：80 以上,H 抗体在 1：160 以上,甲、乙、丙型副伤寒沙门菌凝集效价在 1：80 以上才有诊断意义。

【注意事项】

　　1. 吲哚试验加入吲哚试剂时应沿管壁缓慢加入,尽量使得液面分层,不宜摇动。

　　2. 观察肥达试验结果时不要振荡试管。

【思考题】

　　1. 如何区分细菌在 KIA 培养基上分解的是葡萄糖还是乳糖?

　　2. 如何观察肥达反应的试验结果?

实验五　厌氧芽孢梭菌属与需氧芽孢杆菌

　　厌氧菌是指一大群在有氧条件下不能生长,必须在无氧条件下才能生长的细菌。主要分为两大类,一类是有芽孢的革兰阳性梭菌,另一类是无芽孢的革兰阳性及革兰阴性的杆菌与球菌。厌氧菌广泛分布于自然界与人体中,在人体的正常菌群中,厌氧菌占有绝对优势。

　　厌氧菌的培养,必须采用厌氧培养方法。亦即须将培养环境或培养基中的氧气去除,或将氧化型物质还原降低其氧化还原电势。

　　需氧芽孢杆菌属是一群革兰阳性大杆菌,培养时氧气充足生长良好,营养要求不高。炭疽杆菌是主要的致病菌,其次是引起食物中毒的蜡样芽孢杆菌。其他如类炭疽杆菌和枯草杆菌均属非致病菌,广泛存在于自然界中,是导致污染的重要原因。

【实验目的】

　　1. 了解厌氧芽孢梭菌的培养特点及常用的厌氧培养方法。

　　2. 掌握破伤风梭菌,产气荚膜梭菌、肉毒梭菌的形态特点及芽孢的区别。

　　3. 熟悉产气荚膜梭菌的生化特点。

　　4. 熟悉致病性和非致病性需氧芽孢杆菌的形态与基本生物学特性。

一、厌氧培养法

【实验原理】

　　由于厌氧菌在有氧状态下不能生长,培养厌氧菌的关键在于降低培养环境中的氧分压。培养厌氧菌的方法包括厌氧罐培养法,是指用理化因素除去密闭容器中的氧,造成无氧环境,包括换气法和气体发生袋法;厌氧袋法,采用无毒、透明不透气的塑料薄膜制成的厌氧培养袋,内部装有化学药品可发生化学反应消耗局部氧气;焦性没食子酸法,利用焦性没食子酸与碱性溶液作用,产生能消耗氧气的化学反应;庖肉培养基法,培养基中的肉渣可吸收氧气,石蜡凝固后阻断空气中氧气进入,使庖肉培养基呈厌氧状态。还有厌氧手套箱法,效果好但是价格昂贵。

【实验器材】

1. 培养基 平板培养基、庖肉培养基、血平板。
2. 试剂 焦性没食子酸、1mol/L NaOH、N_2。
3. 其他 培养箱、厌氧袋、厌氧罐。

【实验方法】

1. 厌氧罐换气法 将已接种的平板放入厌氧罐内,放入催化剂钯粒和指示剂美兰,先用真空泵抽成负压,然后充入无氧氮气,反复3次,最后充入80%N_2、10%H_2和10%CO_2的混合气体。每次观察标本需要重新抽气换气。

2. 厌氧袋法 厌氧袋内装有催化剂钯和2支安瓿,1支装有化学药品以产生一定比例的H_2和CO_2,另1支装有指示剂美兰。使用时将已接种厌氧菌的平板放入袋内,夹紧袋口。折断放在袋内的产气安瓿,数分钟后再折断美兰安瓿,若美兰无色表示袋内无氧。

3. 焦性没食子酸法 将厌氧菌接种血脂平板,将培养皿盖扣在桌上,于皿盖背面中央置纱布或棉花一片,在其上放置焦性没食子酸0.5g、1mol/L NaOH 0.5ml,迅速将接种好的培养皿扣置于皿盖背面,用融化的石蜡密封平皿与平皿盖的间隙,置37℃培养18~24小时后观察菌落特点。

4. 庖肉培养基培养法 庖肉培养基中的肉渣含有不饱和脂肪酸和谷胱甘肽,能吸收培养基中的氧,使氧化还原电势降低,同时培养基表面用石蜡油封闭,利于厌氧菌生长,接种时先在火焰上加热融化凡士林,接种菌种,待石蜡凝固后置37℃培养2~4天后观察结果。如有细菌生长可见肉汤浑浊,肉渣变黑、变粉红色或肉渣被消化,并出现产气。

【注意事项】

1. 厌氧罐换气法用过的催化剂钯粒干烤160℃2小时可恢复活力。
2. 焦性没食子酸法中培养基表面不能接触到焦性没食子酸或其反应物。

二、厌氧芽孢梭菌属的形态观察

【实验原理】

厌氧芽孢梭菌属包括破伤风梭菌、产气荚膜梭菌和肉毒梭菌等,为革兰染色阳性大杆菌,都能形成芽孢,但其形态及位置因菌而异。

【实验器材】

1. 示教玻片 破伤风梭菌、产气荚膜梭菌、肉毒梭菌(革兰染色)。
2. 其他 显微镜、香柏油。

【实验方法】

在油镜下观察破伤风梭菌、产气荚膜梭菌和肉毒梭菌的镜下形态。

【实验结果】

1. 破伤风梭菌为细长杆状,革兰阳性。芽孢大于菌体,呈圆形,位于菌体末端,使细菌呈鼓槌状(彩图 7)。

2. 产气荚膜梭菌为革兰阳性粗大杆菌,芽孢呈椭圆形,位于菌体中央或次极端,小于菌体。繁殖体培养物有明显的荚膜(彩图 8)。

3. 肉毒梭菌为革兰阳性粗大杆菌,芽孢呈椭圆形,大于菌体,位于菌体次极端,使细菌呈网球拍状(彩图 15)。

【注意事项】

产气荚膜梭菌可产生芽孢和荚膜,但不能同时产生这两种特殊结构。

三、厌氧芽孢梭菌属的培养特点及生化反应

【实验原理】

产气荚膜梭菌可产生多种外毒素和侵袭性的酶,生长速度快,能迅速分解多种糖类产生大量气体。在牛乳培养基中可发酵乳糖产酸产气,使得酪蛋白凝固,同时被冲成蜂窝状,出现汹涌发酵现象。在卵黄培养基上可分解卵磷脂出现白色沉淀。

【实验器材】

1. 菌种　破伤风梭菌、产气荚膜梭菌、肉毒梭菌。

2. 培养基　血平板、卵黄培养基、牛乳培养基、庖肉培养基。

3. 其他　培养箱、厌氧袋或厌氧罐。

【实验方法】

1. 将破伤风梭菌、产气荚膜梭菌和肉毒梭菌接种至血平板以及庖肉培养基中,将血平板放入厌氧袋中置 37℃ 培养 18～24 小时后观察结果。庖肉培养基置 37℃ 培养 2～4 天后观察结果。

2. 将产气荚膜梭菌接种至牛乳培养基和卵黄培养基,放入厌氧袋中置 37℃ 培养 18～24 小时后观察结果。

【实验结果】

1. 破伤风梭菌　在庖肉培养基中生长良好,培养液变混浊,肉渣部分消化,微变黑,有少量气体。在血琼脂平板上呈扩散生长,菌落扁平、灰白色、边缘不齐、周边疏松似"羽毛状",有狭窄 β 溶血环,不易见到单个菌落。

2. 产气荚膜梭菌　在庖肉培养基中生长迅速,呈现混浊生长,肉渣呈粉红色,不被消化,产生大量气体。在血琼脂平板上形成圆形、凸起、表面光滑、边缘整齐的菌落。多数菌株有双层溶血环,内环呈 β 溶血,外环为 α 溶血。

3. 肉毒梭菌　在庖肉培养基中生长旺盛,呈均匀混浊,产生少量气体,肉渣被消化变黑色,有腐败性恶臭。在血琼脂平板上形成较大的、灰白色、半透明、有光泽、边缘薄、弥散而不规则的菌落,有 β 溶血环。

4. 产气荚膜梭菌在牛乳培养基中出现"汹涌发酵"现象。细菌分解乳糖大量产酸产气,酪蛋白被酸凝固,形成凝块和乳清,乳清变黄,凝块被大量气体冲击,成为分散的海绵状碎

块,并可将部分冲至管口胶塞处。

5. 产气荚膜梭菌在卵黄培养基上能分解卵磷脂,在菌落周围形成较大的混浊不透明区,称为卵磷脂酶试验。如果将卵黄培养基划分两个区,其中一半均匀涂上产气荚膜梭菌抗血清,那么未涂抗血清的一半平板,菌落周围形成较大的混浊不透明区;涂抗血清的一侧,菌落周围无不透明区,表示卵磷脂酶活性已被抗毒素中和,此为 Nagler 试验阳性。

【注意事项】

厌氧芽孢梭菌属在庖肉培养基上的生长现象不稳定,易发生变化。

四、破伤风外毒素毒性作用试验

【实验原理】

破伤风梭菌感染易感伤口后,芽孢发芽成繁殖体,在局部繁殖并释放破伤风痉挛毒素。毒素作用于脊髓前角运动细胞,封闭了抑制性神经介质,导致全身肌肉强直性收缩。

【实验器材】

1. 菌种 破伤风梭菌。
2. 实验动物 小鼠两只。
3. 其他 注射器、生理盐水。

【实验方法】

取小白鼠两只做好记号,于其中一只的右侧后腿根部肌肉注射破伤风梭菌培养滤液0.2ml(培养滤液先经适当比例稀释)另一只小白鼠按同法注射生理盐水 0.2ml 作为对照。观察结果。

五、需氧芽孢杆菌

【实验器材】

1. 菌种 蜡样芽孢杆菌、炭疽芽孢杆菌。
2. 示教玻片 蜡样芽孢杆菌、炭疽芽孢杆菌。
3. 培养基 血平板。

【实验方法】

1. 油镜下观察蜡样芽孢杆菌、炭疽芽孢杆菌的镜下形态。
2. 将蜡样芽孢杆菌、炭疽芽孢杆菌接种到血平板上,置37℃培养 18~24 小时后观察结果。
3. 串珠试验 将炭疽芽孢杆菌接种于 0.05~0.15IU/ml 青霉素的培养基,35℃孵育 6小时后,取菌涂片观察或涂片染色。

【实验结果】

1. 蜡样芽孢杆菌为两端钝圆,短链杆状排列的革兰阳性大杆菌,无荚膜(彩图 13)。炭疽芽孢杆菌菌体两端平截呈矩形,呈短链状或竹节状长链排列的革兰阳性大杆菌,有毒株可形成荚膜(彩图 14)。
2. 炭疽芽孢杆菌可生成扁平粗糙、不透明、灰白色、无光泽、边缘不整齐的菌落。在低倍镜下可见到菌落呈卷发状,接种针接触,能拉起细丝,不溶血。

3.蜡样芽孢杆菌形成圆形凸起的菌落,表面粗糙有蜡光,不透明,似毛玻璃。菌落周围形成 β 溶血环。

4.串珠试验(图 2-3-9)炭疽芽孢杆菌形态发生明显变化,形成大而均匀成串的圆球状菌体。

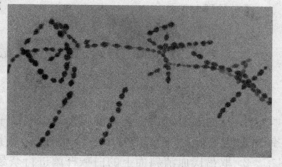

图 2-3-9 串珠试验

【注意事项】

炭疽芽孢杆菌引起人、动物共患的炭疽病,能经多途径传染。必须按烈性传染病检验守则操作。

【思考题】

1.常用的厌氧培养方法有哪些?

2.厌氧芽孢梭菌属的镜下形态有何特点?

3.什么是汹涌发酵和 Nagler 反应?

4.炭疽芽孢杆菌与蜡样芽孢杆菌有何区别?

实验六 白喉杆菌与结核杆菌

白喉杆菌是引起白喉的病原菌,结核杆菌是引起肺结核的病原菌。两者都是通过呼吸道传播的烈性传染病。掌握此两种细菌的实验室诊断方法,对于临床上准确诊断治疗相关疾病以及有效预防白喉和肺结核均有重要意义。

【实验目的】

1.掌握白喉棒状杆菌形态、奈瑟染色法及菌落特点。

2.熟悉测定白喉毒素常用方法。

3.掌握结核分枝杆菌形态、培养特性和抗酸染色法。

一、白喉棒状杆菌

【实验原理】

白喉杆菌是引起小儿白喉的病原菌,属于棒状杆菌属。棒状杆菌种类较多,包括白喉杆菌和类白喉杆菌。白喉杆菌为兼性厌氧菌,在含血液、血清或鸡蛋的吕氏血清培养基上生长良好,菌落呈灰白色、光滑、圆形凸起。在含有 0.03% 亚碲酸钾血清培养基上生长繁殖能吸收碲盐,并还原为元素碲,使菌落呈黑色。且亚碲酸钾能抑制标本中其他细菌的生长,故亚碲酸钾血琼脂平板可作为选择培养基。根据培养基上白喉杆菌落的特点及生化反应,可将白喉杆菌区分为重型、中间型和轻型三型。

白喉杆菌产毒株可产生白喉毒素,可用体内法和体外法毒力试验检测。体外法有琼脂平板毒力试验、SPA 协同凝集试验、对流电泳等,体内法可用豚鼠作毒素中和试验。其中琼脂平板毒力试验又称 Elek 毒力试验,其原理为白喉抗毒素与白喉毒素在琼脂中扩散,在相遇处发生特异性结合,形成肉眼可见的沉淀反应。

【实验器材】

1. 菌种 白喉棒状杆菌。

2. 培养基 吕氏血清斜面、亚碲酸钾血液琼脂平板、Elek 平板。

3. 试剂 Neisser 染色液、白喉抗毒素。

【实验方法】

1. 从白喉患者病变部位假膜边缘以咽拭子取材，接种于吕氏血清斜面培养基及亚碲酸钾血琼脂平板上 37℃ 培养 18～24 小时，观察生长的菌落特征。

2. 取吕氏血清斜面上的白喉杆菌进行奈瑟染色。

（1）常规涂片、固定、干燥。

（2）用奈瑟染液第一液（亚甲蓝）染 5～7 分钟，细水流冲洗。

（3）以奈瑟染色第二液（俾斯麦褐）染 1 分钟，细水流冲洗。

（4）常规干燥，镜检。

3. 琼脂平板毒力试验（Elek 试验）

（1）将含有 20% 牛血清肉汤琼脂 10ml 倒入平面，50℃ 保温。琼脂凝固前将已浸有 1000u/ml 白喉抗毒素的无菌滤纸条（60mm×10mm）平铺于平板内，制成 Elek 平板。

（2）用接种环分别取已知产毒素阳性菌、阴性菌和待检菌的菌苔，从滤纸条边缘垂直划线至平皿壁，划线宽为 6～7mm，纸条两侧可分别接种 3～4 个菌株，各菌株间距 10～15mm。将平板置 37℃ 孵育 24～48 小时，观察结果。

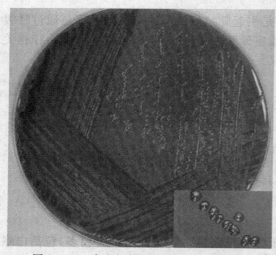

图 2-3-10 白喉杆菌亚碲酸钾血琼脂平板

【实验结果】

1. 白喉杆菌在吕氏血清培养基上生长呈灰白色，圆形突起，表面湿润的菌落。在亚碲酸钾血琼脂平板上，由于白喉杆菌生长时吸收亚碲酸盐，还原出碲元素，故形成灰黑色菌落（图 2-3-10）。

2. 经过奈瑟染色，镜检可见白喉杆菌菌体呈棕黄色，细长微弯，一段或两端膨大呈棒状，易出现黄褐色的异染颗粒，常首尾相接排列成 V、L 形（彩图 16）。

3. Elek 平板毒力试验结果，若菌苔两侧出现斜向外侧延伸的乳白色沉淀线，并与邻近的阳性产毒株产生的沉淀线相吻合，可判断为产毒株。无毒株则不出现沉淀线（图 2-3-11）。

二、结核分枝杆菌

【实验原理】

结核分枝杆菌是人和动物结核病的病原菌。由于该菌细胞壁中含有大量脂质而不易着色，故一般不用革兰染色。但在加温条件下，经苯酚复红延长染色时间后，能抵抗 3% 盐酸酒精脱色，是为抗酸性。抗酸染色又称萋-尼染色，是结核分枝杆菌常用的染色方法。此外还有金胺O染色法,在荧光显微镜下菌体呈橘黄色。在临床检验中,由于标本含有的结核分枝杆菌往往较少,可采用浓缩集菌法提高检出率。

结核分枝杆菌为专性需氧菌,营养要求较高,必须在含有血清、卵黄、马铃薯、甘油以及某些无机盐的罗氏培养基上才能良好生长。生长缓慢,在固体培养基上2~5周才能出现肉眼可见菌落。

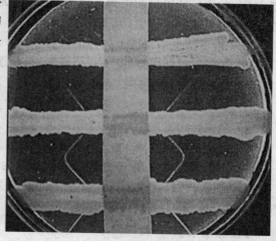

图 2-3-11　Elek 平板毒力试验

【实验器材】

1. 菌种　结核分枝杆菌,罗氏培养基培养物。

2. 培养基　改良罗氏培养基。

3. 试剂　抗酸染色液、40g/L NaOH 溶液。

4. 其他　肺结核患者痰标本、载玻片、显微镜、汽油、蒸馏水,三角烧瓶、水浴箱、高压蒸汽灭菌器。

【实验方法】

1. 取肺结核病人痰液进行抗酸染色

(1) 涂片

1) 直接涂片:用接种环挑取患者痰液中浓厚部分2~3环制成厚膜涂片,自然干燥,火焰固定。

2) 集菌涂片:①沉淀集菌法:取痰液2~3ml,加等量40g/L NaOH 混匀。经高压蒸汽灭菌30分钟,3000转/分离心30分钟,弃上清液,取沉淀物涂片;②漂浮集菌法:取晨痰2~3ml,加等量40g/L NaOH 溶液于三角烧瓶内,经高压蒸汽灭菌30分钟。冷却后滴加汽油0.3ml,塞紧瓶口震荡10分钟,再加蒸馏水至满瓶口而又不外溢,静置10~15分钟,将洁净载玻片盖在瓶口上,静置15~20分钟,取下载玻片并迅速将载玻片翻转至浸膜向上,或用接种环取瓶口液面物涂于载玻片上,自然干燥,火焰固定。

(2) 染色

1) 初染:将已固定的涂片用夹子夹住,涂膜区域覆盖滤纸片。滴加苯酚复红染液,并于载玻片下方以弱火加热至出现蒸气(勿煮沸或煮干)随时补充染液以防干涸,持续5分钟,去除滤纸片,水洗。

2) 脱色:用3%盐酸酒精脱色,直至涂片无红色染液脱下为止,水洗。

3) 复染:用吕氏亚甲蓝复染0.5分钟。

4) 水洗,吸水纸吸干,油镜观察结果。

2. 观察结核分枝杆菌在罗氏培养基上的菌落特点。

【实验结果】

1. 结核分枝杆菌抗酸染色结果观察

(1) 油镜观察涂片,在淡蓝色背景下可见染成红色细长或略带弯曲的杆菌,并有分枝生长趋向,此为抗酸染色阳性菌。其他细菌和细胞成蓝色。直接涂片标本中常见菌体单独存在,偶尔可见团聚成堆者(彩图17)。

(2) 镜下所见结果按下列标准报告

1) 仔细观察全视野(或100个视野)未发现抗酸菌为一。

2) 全视野内发现1～2条抗酸菌为±。

3) 全视野内发现3～9条抗酸菌为＋。

4) 全视野内发现10～99条抗酸菌为2＋。

5) 每个视野内发现1～9条抗酸菌为3＋。

6) 每个视野内发现10条以上的抗酸菌为4＋。

2. 结核分枝杆菌在罗氏培养基上的菌落为干燥、粗糙、颗粒状、乳白色或米黄色凸起,形似菜花。

【注意事项】

1. 抗酸染色所用吸水纸只能用一次。

2. 肺结核患者痰液标本染色可用卡介苗稀释液代替,注意卡介苗菌体较短直且易团聚成堆。

【思考题】

痰液标本为何要经高压蒸汽处理?

实验七 衣原体、支原体、立克次体、螺旋体、 放线菌的形态观察

【实验目的】

1. 掌握衣原体的镜下形态。

2. 掌握支原体镜下形态及菌落特征。

3. 掌握立克次体的镜下形态。

4. 掌握几种螺旋体的镜下形态,熟悉螺旋体的染色方法。

5. 掌握放线菌的镜下形态。

【实验器材】

1. 示教玻片 沙眼衣原体包涵体、肺炎支原体及菌落、普氏及恙虫病立克次体、钩端螺旋体、梅毒螺旋体、回归热螺旋体、衣氏放线菌、衣氏放线菌硫磺颗粒压片。

2. 试剂 冯泰那镀银染色液(固定液、媒染液、硝酸银染液)。

3. 其他 牙签、载玻片、生理盐水。

【实验方法】

1. 油镜下观察沙眼衣原体包涵体、肺炎支原体、普氏及恙虫病立克次体、钩端螺旋体、梅毒螺旋体、回归热螺旋体、衣氏放线菌、衣氏放线菌硫磺颗粒压片;低倍镜下观察肺炎支原体菌落。

2. 螺旋体染色检查(冯泰那镀银染色法)

(1) 在载玻片上滴一滴生理盐水,用牙签取牙垢少许和盐水混匀作一涂片。

（2）待涂片自然干燥后，滴加固定液作用 1 分钟，然后水洗甩干。

（3）滴加媒染剂，加温至有蒸气出现，作用 0.5 分钟，水冲洗甩干。

（4）加硝酸银溶液，微加温染 0.5 分钟，水洗，待干后镜检。

【实验结果】

1. 沙眼衣原体包涵体镜下形态　原体姬姆萨（Giemsa）染色呈红色点状，散在细胞外。始体 Giemsa 染色呈深蓝色或暗紫色，在细胞内，颗粒比原体大，为纤维网状体。始体在上皮细胞内发育成为散在型包涵体，继而发育成帽型、桑葚型及填塞型包涵体，Giemsa 染色呈紫色（彩图 18）。

2. 肺炎支原体镜下形态　可见肺炎支原体 Giemsa 染色呈淡紫色，个体微小，形态大小不一，多为球形、丝状。

3. 肺炎支原体菌落观察　低倍镜下可见支原体菌落呈煎蛋状，大小不一，菌落中心部分长入培养基中，且较致密，周围环绕扁平、透明的边缘区。

4. 立克次体镜下形态　油镜下可见普氏立克次体、恙虫病立克次体，Giemsa 染色呈紫红色，周围有完整或破碎的细胞，胞核呈紫红色，胞质呈淡蓝色，普氏立克次体散在胞质中，恙虫病立克次体多在近核处密集分布（彩图 19）。

5. 钩端螺旋体镜下形态　油镜下可见钩端螺旋体镀银染色呈棕黑色，背景呈黄褐色，菌体纤细，一端或两端呈钩状弯曲，螺旋密而均匀，似珍珠点状（彩图 20）。

6. 梅毒螺旋体镜下形态　油镜下可见梅毒螺旋体镀银染色呈棕黑色，背景呈黄褐色，菌体两端尖直，有 8～14 个呈锐角弯曲规则的螺旋（彩图 21）。

7. 回归热螺旋体镜下形态　油镜下可见回归热螺旋体 Giemsa 染色呈红色，有 4～8 个不规则的疏螺旋，分布在红细胞之间（彩图 22）。

8. 衣氏放线菌镜下形态　衣氏放线菌为革兰阳性丝状杆菌。硫磺颗粒压片镜下可见中央呈放射状排列的菌体，菌体末端稍膨大，犹如菊花。

9. 冯泰那镀银染色法螺旋体（图 2-3-12）染成棕褐色或棕黑色。如用牙垢染色可见奋森螺旋体，有 3～8 个不规则的螺旋，背景有染成棕褐色的各种食物残渣、粗大杆菌和其他杂菌。

图 2-3-12　奋森螺旋体

【注意事项】

1. 冯泰那镀银染色干燥时需自然干燥。

2. 冯泰那镀银染色加硝酸银溶液后，微加温，温度较加媒染剂时低。

【思考题】

1. 衣原体的原体、始体各有何特点？

2. 螺旋体为何用镀银染色进行染色？

实验八 真菌培养及形态结构观察

【实验目的】

1. 掌握真菌镜下形态与结构。
2. 熟悉真菌不染色标本制片及乳酸酚棉蓝染色法、墨汁负染色法。
3. 了解真菌的接种分离技术,掌握三种真菌菌落特征。

【实验器材】

1. 菌种 浅部真菌(絮状表皮癣菌)和深部真菌(白假丝酵母菌、新生隐球菌)沙氏培养基培养物,白假丝酵母菌玉米粉培养基培养物。
2. 试剂及培养基 100g/L KOH溶液、乳酸酚棉蓝染液、优质墨汁、革兰染液、沙氏培养基。
3. 其他 皮肤癣病患者皮屑、小镊子、载玻片、盖玻片等。

【实验方法】

1. 不染色标本直接检查 用小镊子取病人皮屑,置于载玻片中央,滴加10% KOH溶液1滴。用小镊子取盖玻片盖上后,微加热,冷后镜检。
2. 乳酸酚棉蓝染色 滴1滴乳酸酚棉蓝染液于载玻片上,取浅部真菌于染液中,加盖玻片,20分钟后镜检。
3. 墨汁负染色 取1滴优质墨汁于载玻片上,取待检物与染液混合,加盖玻片镜检。
4. 革兰染色 取沙氏培养基和玉米粉培养基上白假丝酵母菌,革兰染色后,油镜观察。
5. 真菌培养 取浅部真菌培养物或临床皮屑标本,接种于沙氏培养基上,28℃培养数日至数周,观察菌落形态。白假丝酵母菌和新生隐球菌培养物接种于沙氏培养基后,37℃培养。

图 2-3-13 皮屑真菌

【实验结果】

1. 真菌形态与结构

(1) 不染色标本(图 2-3-13):低倍镜下,菌丝呈折光性强的绿色纤维分支丝状体,可于皮屑角质层内生长。高倍镜下,可见菌丝分隔及圆形、卵圆形孢子。

(2) 乳酸酚棉蓝染色标本:高倍镜下,被染成蓝色的菌丝和大小分生孢子。

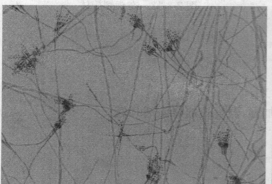

图 2-3-14 小分生孢子

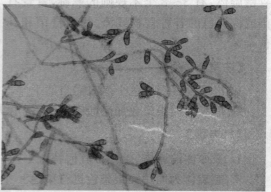

图 2-3-15 大小分生孢子

（3）墨汁负染色标本（图 2-3-16）：高倍镜下，可见被墨汁染黑的标本，新型隐球菌透亮，圆形或卵圆形，菌体外有胶质样荚膜，厚度可与菌体直径相等，有的菌体可见芽生孢子。

（4）白假丝酵母菌革兰染色标本：沙氏培养基上的白假丝酵母菌染色后，镜下可见革兰阳性卵圆形白假丝酵母菌及呈丝状的假菌丝。在玉米粉培养基上生成的厚膜孢子壁厚、圆形，多见于假菌丝末端。

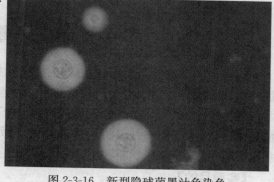

图 2-3-16　新型隐球菌墨汁负染色

2. 真菌菌落观察

（1）新型隐球菌菌落属酵母型菌落，其特点是圆形、较大、白色、边缘整齐、表面湿润光滑，与一般细菌菌落相似。

（2）白色念珠菌菌落属类酵母型菌落，其特点是圆形、较大、白色、边缘整齐、表面湿润光滑，有假菌丝伸入培养基中。

（3）絮状表皮癣菌菌落属于丝状菌落，其特点是表面有不规则隆起和浅沟，并有白色棉絮样的气生菌丝，菌落基底部呈茶褐色。

【注意事项】

1. 皮屑不染色标本制片时，切勿加热过度，以免产生气泡或烤干。冷却后，压紧盖玻片，驱除气泡并使皮屑组织透明。

2. 墨汁负染色的检测标本需用感染新型隐球菌的小鼠脑组织染色，方可见明显荚膜。

实验九　病毒的形态

【实验目的】

了解病毒的基本形态以及某些病毒感染时在组织细胞内所形成的包涵体。

【实验器材】

1. 病毒电镜照片。

2. 狂犬病病毒包涵体示教片。

【实验方法】

1. 病毒的基本形态　通过观看图片及录像，了解病毒的各种形态（痘类病毒、单纯疱疹病毒、水痘-带状疱疹病毒、流感病毒、脊髓灰质炎病毒、烟草花叶病病毒、乙型肝炎病毒、狂犬病病毒、噬菌体）及病毒衣壳形态模式图，并对主要病毒和病毒体大小进行比较。

2. 狂犬病病毒包涵体（内基小体）形态　取病犬脑组织海马回部切片标本进行 HE 染色，镜下观察。

【实验结果】

高倍镜下可见狂犬病毒包涵体（彩图 23）位于胞浆中，染成鲜红色，呈圆形或椭圆形。神经细胞呈三角形，细胞核为蓝色，间质为淡红色。

【思考题】

1. 病毒的结构与细菌比较有何不同？

2. 如何对狂犬病进行诊断?

实验十　病毒的分离培养

病毒的分离培养是病毒性质研究、疫苗制备、流行病学监测、临床诊断和药物筛选等方面的重要方法。由于病毒为严格活细胞内寄生的微生物,所以必须在活细胞内才能增殖。常用的分离培养病毒的方法有动物接种、鸡胚接种、组织培养。至今实验室所采用的培养病毒方法,没有任何一种可将全部或绝大多数病毒分离出来。因此究竟采用何种方法,要根据患者的病史、临床诊断和所怀疑的病毒类型而定。

【实验目的】

1. 掌握病毒鸡胚接种途径。

2. 了解病毒组织培养。

3. 熟悉病毒动物接种途径。

【实验器材】

1. 病毒株　脑炎病毒悬液、鼠肺适应株流感病毒悬液。

2. 接种材料　来亨鸡受精卵、小鼠(3 周龄)。

3. 其他　0.25ml 注射器及 6 号针头、乙醇、碘酒、棉签、无菌小试管、无菌毛细滴管、乙酸、干棉球、烧杯、平皿、石蜡、小锉刀、小镊子、大头针、剪刀、透明胶纸。

【实验方法】

1. 鸡胚接种　鸡胚接种是分离培养病毒的方法之一。它具有操作简便、来源容易,以及本身带毒情况极为少见等优点。鸡胚接种法有绒毛尿囊膜接种法、羊膜腔接种法、尿囊腔接种法及卵黄囊接种法。

(1) 鸡胚的准备:鸡胚多采用来亨鸡受精卵,以生活 10 天内为好,保存于 38～39℃。鸡胚孵育 4～5 天后即可在检卵灯上检查,选择鸡胚血管清晰,有胎动的受精卵为接种之用。

(2) 卵黄囊接种法:常用于某些嗜神经性病毒及衣原体的培养。

1) 用孵育 6～8 天的鸡胚,在检卵灯下划出气室和胎位,再将鸡胚立于卵架上,气室端向上,用碘酒、酒精消毒。

2) 用无菌镊子,于气室中央打一小孔,然后用 1ml 无菌注射器吸取病毒悬液,由气室小孔沿卵的长轴刺到 2～3cm 深度,针头即在卵黄囊中,注入病毒液 0.2～0.5ml。

3) 拔出针头,用融化的石蜡将小孔密封,放入 35～36℃温箱中培养,每天翻动两次,检视 1 次。

(3) 绒毛尿囊膜接种法:此法应用于绒毛尿囊膜上产生痘斑的病毒,如牛痘病毒、天花病毒、单纯疱疹病毒等。可根据这些病毒所产生的痘斑数量来确定这些病毒的滴度;也可用于抗体的检测。

1) 选用孵育 9～12 天的鸡胚,在检卵灯下划出气室周界,并在胎位附近无大血管处划一等边三角形,每边长约 12mm。用碘酒、酒精消毒卵壳。

2) 用小锉刀将三角形 3 条边的卵壳磨破,切勿伤及卵膜。再于气室的卵壳中央磨一小孔,并刺破其下的卵膜。

3) 用大头针在三角形裂痕处轻轻挑破卵膜,切勿损伤下面的绒毛尿囊膜。立即用橡皮头在天然气室中央小孔吸气,造成气室负压,绒毛尿囊膜下陷而形成人工气室。

4) 用小镊子将三角形卵壳及卵膜轻轻撕下去,然后滴加疱疹病毒悬液,用透明胶纸封口,37℃孵育,逐日观察。3 天后发现鸡胚死亡,立即放入 4℃冰箱,如不死亡,4～5 天后也放入冰箱过夜。

5) 取出鸡胚,用镊子扩大窗口,此时在明亮处可清楚地看到绒毛尿囊膜上的病变。然后用小剪刀顺卵壳四周将绒毛尿囊膜剪下,放入无菌平皿中,用生理盐水漂洗 1～2 次,膜上的病变就更清楚了。

(4) 尿囊腔接种法:此法可以大量繁殖病毒,病毒在尿囊内胚层细胞中繁殖,后释放至尿囊液中,所以绒毛尿囊膜和尿囊液都是病毒的来源。尿囊腔接种法适用于某些呼吸道病毒、副黏病毒等。

1) 取 9～12 天鸡胚,观察生活情况,划出天然气室、胚胎及大血管位置。然后将鸡胚直立于卵架上。

2) 用碘酒、酒精消毒气室,用无菌镊子在气室正中刺一小孔。

3) 吸取流感病毒悬液 0.1～0.2ml,将注射针通过小孔,向着胚胎的方向刺入,稍穿入尿囊膜即达尿囊腔。接种后,石蜡封孔,37℃温箱培养。

4) 逐日观察鸡胚生活情况,孵育 48～72 小时后移入 4℃冰箱,鸡胚直立气室端向上。

5) 收获尿囊液。取出鸡胚,用碘酒消毒气室端,用镊子掀去气室上方卵壳,使成一大缺口,然后用镊子撕去卵膜及绒毛尿囊膜后,用毛细滴管吸取尿囊液,一般可得 4～8ml。

6) 测定尿囊液的病毒效价。

(5) 羊膜腔接种法:此法适用于某些病毒(流感病毒、副黏病毒)的初次分离。

1) 选取 13 日或 14 日龄的鸡胚,在使用前直立于卵盘上孵育 1 天,使鸡胚向上浮动。

2) 检卵灯下划出气室界限,然后消毒气室并开一方型小窗约 1.2cm。滴入 1 滴液体石蜡,这样可以清楚地观察到整个鸡胚。

3) 通过窗口,用无菌弯镊刺破绒毛尿囊膜,轻轻夹起羊膜,使呈伞状,然后将吸有流感病毒悬液的注射针刺入开窗部,通过尿囊腔而进入羊膜腔内;用针头轻轻拨动鸡胚,鸡胚有活动,表示部位无误,注入病毒液。

4) 注射后,用透明胶纸封口。37℃培养 48～72 小时。

5) 逐日检查鸡胚的生活情况,2 天后死亡者,为特异性死亡。收获病毒液前将鸡胚移入 4℃冰箱,18～24 小时,冻死鸡胚,以减少收获时出血。

6) 从冰箱取出鸡胚,消毒气室,撕去胶纸,扩大窗口,用小镊子撕破卵膜及绒毛尿囊膜,用毛细吸管吸尽尿囊液,然后左手用镊子镊住羊膜,右手持毛细吸管插入羊膜腔吸取羊水,一般可得 1ml 左右。

7) 测定羊水的病毒效价。

2. 动物接种　此法是分离病毒的较原始的方法,但目前仍有不少病毒需要用该方法分离培养,如柯萨基病毒、狂犬病毒、脑炎病毒等。常用的动物有豚鼠、地鼠、小鼠、兔、猴等。

(1) 脑内接种:本法适用于脑炎病毒的分离培养。

1) 用无菌 0.25ml 注射器抽取脑炎病毒悬液 0.1ml,除去注射器内气泡,插在无菌小试管内备用。

2) 取出小鼠,左手将小鼠固定,固定时用大拇指和食指握住小鼠的头部,左手掌轻轻按住小鼠的体部。右手用棉签蘸以碘酒消毒小鼠的右侧额部毛皮,乙醇溶液脱碘。

3) 右手拿住注射器在小鼠额部(眼与耳根连线的中点略偏耳朵的方向)注入,进入颅腔即可,不要注入太深,注射量为 0.01~0.03 ml,感染后动物饲养在有防蚊设备的动物室。

4)注射完毕,将用过的注射器进行煮沸消毒。动物一般在 3~4 天开始发病,表现为食欲减退、活动迟钝、耸毛、震颤,慢慢发展为麻痹、瘫痪而死亡。

(2)鼻腔内接种:此法适用于一些侵犯肺脏的病毒培养。

1)将小鼠投入沾有乙醚棉球的带盖的烧杯内,使小鼠全身麻醉。注意麻醉的深度,一般不宜太深。太深时易死亡或引起非特异性吸入性肺炎;太浅时易在滴种时打喷嚏使接种物外喷。

2)用无菌毛细滴管吸取病毒液少许,插在无菌小试管内备用。

3)用左手取出小鼠握在手掌中,大拇指及食指抓住其耳部使其头部朝前,呈仰卧位,另一手取出事先吸有病毒悬液的滴管,慢慢滴出一滴(呈悬滴状),将悬滴靠至动物鼻尖,动物在呼吸时吸入,一般吸入 2~3 滴,不宜过多。感染动物饲养在隔离的动物室中。

4)逐日观察动物,一般在几天后开始发病,发病的症状为耸毛、咳嗽、不食,甚至死亡。解剖后可观察到肺脏有炎性或出血性病灶。

3. 组织培养法 组织培养是用离体活组织块或分散的活细胞在体外培养的方法,其中分散的活细胞进行体外培养称为单层细胞培养。组织培养具有经济、适用、敏感以及可以代替鸡胚或动物进行病毒分离、中和试验及制备抗原的优点,但也有成本高、技术复杂的弊端。

(1)细胞培养一般分为 3 种类型

1)原代细胞,例如原代猴肾细胞(该细胞是直接来自猴肾组织)或自人来源的组织中分离的细胞,仅传 1 代或 2 代。

2)二倍体细胞,例如人胚肺成纤维细胞(HEL),可以传 20~50 代。

3)异倍体细胞,也有称之为多倍体细胞的,自人或动物肿瘤组织建立的传代细胞,例如 Hep-2 或 Hela 细胞系,该细胞可以无限传代。

(2)要求观察以下细胞的形态及病毒感染后的细胞病变(示教)

1)Hela 细胞单层培养。

2)鸡纤维母细胞单层培养。

3)腺病毒引起的 Hela 细胞的 CPE。

【思考题】

鸡胚培养、动物培养和组织培养法各有何特点?

实验十一 病毒血凝和病毒血凝抑制试验

【实验目的】

1. 掌握病毒的血凝和血凝抑制试验的原理。

2. 了解病毒的血凝和血凝抑制试验的操作步骤。

【实验原理】

有些病毒(如流感病毒、麻疹病毒)的表面有血凝素(HA),HA 能与红细胞表面的糖蛋白受体结合,而出现红细胞凝集现象,即血凝现象;该现象能被特异的相应抗体所抑制而使病毒失去凝集红细胞的能力,称为血凝抑制现象。用此试验可以鉴定病毒也可以测定血清中的抗体。如用已知病毒血凝素测血清中抗体含量,则需先测定出已知病毒的血凝效价,然后采用一定量的病毒进行血凝抑制试验。

【实验器材】

1. 待检标本　灭活鸡胚尿囊液、患者血清(早期和恢复期双份血清)。

2. 试剂　HA(4个血凝单位)、0.5％鸡红细胞、生理盐水。

3. 其他　塑料反应板、1ml吸管。

【实验方法】

1. 病毒血凝试验

(1) 取清洁的塑料反应板一块,依次用蜡笔做好标记。

(2) 由第1孔至第8孔,每孔各加生理盐水0.25 ml。

(3) 第1孔加入灭活鸡胚尿囊液(稀释度为1:4)0.25ml,反复吹吸混匀后吸取0.25ml至第2孔。反复吹吸混匀后,吸取0.25ml至第3孔,依次类推,直至第7孔,最后自第7孔吸取0.25ml,弃至消毒液缸内。第8孔不加病毒作为对照。

(4) 自第8孔至第1孔每孔各加入0.5％鸡红细胞0.25ml,摇匀后放置室温30分钟观察结果。

2. 病毒血凝抑制试验

(1) 取清洁的塑料反应板一块,依次用蜡笔做好标记,1～16孔。第1、7、8、14孔加生理盐水0.45ml,其余每孔各加生理盐水0.25ml。

(2) 在1孔中加入早期血清0.05ml,混匀后从第1孔吸出0.25 ml至第2孔,混匀后再从第2孔吸出0.25ml至第3孔,依次类推至第6孔,最后自第6孔弃去0.25ml。第7孔加入早期15、16孔不加血清。血清0.05ml混匀后,弃去0.25ml,作为血清对照管。8～14孔用同样方法稀释恢复期血清。

(3) 根据血凝试验计算所得的血凝单位(每0.25ml含4个单位),用生理盐水稀释HA,第1～6孔、第8～13孔、15孔加0.25ml,第7、14、16孔不加,以0.25ml生理盐水代替。第15孔为抗原对照,第16孔为红细胞对照。

(4) 稍加振摇后每孔加入0.5％鸡红细胞0.25ml,放置室温30分钟观察结果。

【实验结果】(彩图24、25)

1. 结果判断　各管出现红细胞凝集程度以＋＋＋＋、＋＋＋、＋＋、＋、－表示。

＋＋＋＋全部红细胞凝集,呈颗粒状薄膜,铺于管底,边缘不整齐。

＋＋＋约有75％的红细胞凝集。

＋＋约有50％红细胞凝集。

＋约有25％红细胞凝集。

－不凝集,红细胞沉于管底,呈一致密的圆点,边缘光滑整齐。

2. 血凝试验凝集效价　能使红细胞呈2个"＋"凝集的病毒最高稀释度为凝集效价,即0.25 ml内含1个血凝单位。如符合以上情况病毒稀释度为1:64,即在1:64时每0.25ml病毒液内含1个血凝单位。而实用时以每0.25ml病毒悬液中含4个血凝单位为好,故实际使用时病毒液稀释度应为1:16。

3. 血凝抑制效价　能完全抑制血球凝集的血清最高稀释度即为该血清的血凝抑制效价。一般恢复期血清抗体效价应比早期血清抗体效价高4倍及4倍以上才有诊断意义。

【注意事项】

血凝抑制试验可以测定患者血清抗体含量,也可以鉴定病毒。鉴定病毒是用已知免疫血清来测定病毒,如果测得的免疫血清效价与原测得的免疫血清效价相等或相似,则可以鉴定病毒。

第四章

医学寄生虫学基本实验

医学蠕虫

蠕虫属多细胞无脊椎动物,借肌肉伸缩而蠕动。寄生在人体且与医学有关的蠕虫称医学蠕虫(medical-helminth),包括有线虫纲(线形动物门)、吸虫纲(扁形动物门)和绦虫纲(棘头动物门)。由蠕虫引起的疾病称为蠕虫病。

蠕虫的生活史类型分为两大类,一类为直接型,即生活史过程不需要中间宿主,此类蠕虫称为土源性蠕虫。这类蠕虫的虫卵或幼虫离开宿主后,在外界适宜的条件下,发育为感染阶段。人因误食污染的食物或接触污染的土壤而感染,多数的线虫属于此类蠕虫。另一类为间接型,其发育过程中必须在中间宿主体内发育,然后才能感染新宿主,称为生物源性蠕虫。吸虫、多数绦虫和少数线虫属于此类蠕虫。

实验一 线 虫

一、似引蛔线虫(蛔虫)*Ascaris lumbricoides*

蛔虫寄生于小肠,是人体消化道最常见的寄生虫之一,可引起蛔虫病。多数人感染后无明显症状,少数人可出现呼吸器官炎症及肠功能障碍,也有时因虫体进入肝胆管、胰腺管、阑尾等处而引起严重并发症。

【实验目的】

1. 掌握蛔虫成虫的形态特征。

2. 掌握受精蛔虫卵和未受精蛔虫卵的形态特征,认识脱蛋白质膜卵和感染期卵。

3. 通过蛔虫并发症的病理标本的观察熟悉蛔虫的致病机制。

【实验器材】

1. 大体标本 蛔虫成虫(大体标本)、蛔虫成虫(解剖标本)、蛔虫寄生的病理标本。

2. 玻片标本 受精蛔虫卵、未受精蛔虫卵、脱蛋白质膜蛔虫卵、感染性蛔虫卵。

3. 其他 显微镜。

【实验方法】

1. 肉眼观察蛔虫成虫大体标本、解剖标本和病理标本。

2. 显微镜观察下玻片标本。

【实验结果】

1. 成虫(图 2-4-1):新鲜虫体淡红色,死亡固定后呈灰白色。体表有横纹和身体两侧各有一条纵行而明显的侧线。雌虫尾端钝圆,雄虫尾端向腹面弯曲,有时可看到两根交合刺。

2. 成虫的解剖标本

(1) 消化系统:消化系统完全,由口、咽、食管、肠管、肛门组成。

(2) 生殖系统:雌虫生殖系统为双管型,卵巢起始于最细一端,连接逐渐膨大的输卵管,通至子宫,由子宫汇合成阴道通至生殖孔。雄虫生殖系统为单管型,睾丸始于最细一端,连接逐渐膨大的输精管、贮精囊、射精管,最后与直肠合并形成泄殖腔通向体外。

(3) 蛔虫唇瓣(图2-4-2)染色标本:低倍镜下观察,可见三片唇瓣,一个在背面称背唇,两个在腹面称为腹唇。三片唇瓣呈"品"字形排列。

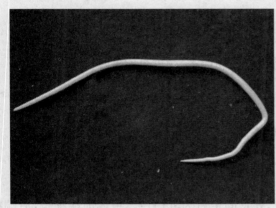

图 2-4-1　蛔虫成虫(♀)

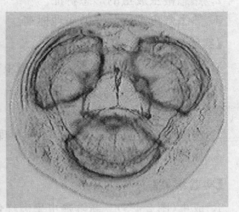

图 2-4-2　三瓣唇

3. 蛔虫肠梗阻病理标本和胆道蛔虫病标本。

4. 受精蛔虫卵(图2-4-3)　短椭圆形,大小为(45~75)μm×(35~50)μm,卵壳厚,卵壳外有一层凹凸不平的蛋白质膜,从粪便排出的虫卵常被胆汁染成棕黄色或棕褐色,卵内有一未分裂的受精卵细胞。卵细胞与卵壳之间可见新月形的空隙。

5. 未受精蛔虫卵　虫卵长椭圆形或不规则形,大小为(88~94)μm×(39~44)μm,卵壳与蛋白膜均较受精卵的薄,内含大小不等的屈光颗粒。

6. 脱蛋白质膜蛔虫卵　蛔虫卵排出体外后,有时蛋白质膜脱落,或仅留一小部分,此时虫卵色浅或无色透明,卵壳十分清晰,均匀,较厚,应注意与钩虫卵相鉴别。

7. 感染性蛔虫卵(图2-4-4)　受精蛔虫卵排出体外后,在外界环境中经过一段时间的发育,卵内细胞变为幼虫,经过一次蜕皮后即为感染性蛔虫卵。

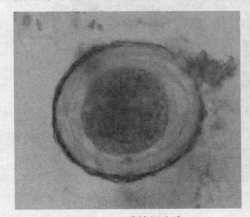

图 2-4-3　受精蛔虫卵

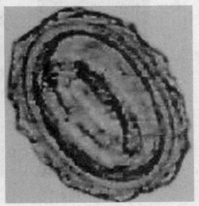

图 2-4-4　感染性蛔虫卵

二、毛首鞭形线虫（鞭虫）*Trichuris trichiura*

鞭虫是一种常见的人体肠道寄生虫。成虫常寄生于人体盲肠，导致鞭虫病。

【实验目的】

1. 掌握鞭虫虫卵的形态特征。
2. 熟悉鞭虫成虫的形态特征。
3. 熟悉鞭虫寄生肠壁的病理标本。

【实验器材】

1. 标本　鞭虫成虫（大体标本）、鞭虫寄生的病理标本、鞭虫虫卵玻片标本。
2. 其他　显微镜。

【实验方法】

1. 肉眼观察鞭虫成虫大体标本和病理标本。
2. 显微镜下观察鞭虫虫卵玻片标本。

【实验结果】

1. 成虫（图 2-4-5）　新鲜鞭虫呈肉红色，死亡固定后为乳白色。虫体前端细长，后端粗大，外形似马鞭，雄虫较小，长 30～45mm，尾端向腹面卷曲，雌虫较大，长 35～50mm，尾端钝圆（图 2-4-5）。

2. 病理标本　成虫寄生于肠黏膜，以其细长的前端钻入肠黏膜寄生。

3. 虫卵（图 2-4-6）　黄褐色，纺锤形，大小为 $(50～54)\mu m \times (22～23)\mu m$，卵壳较厚，其两端各有一个透明的塞状突起—盖塞，内为卵细胞。

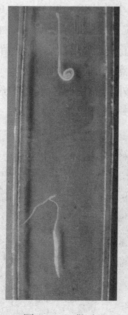

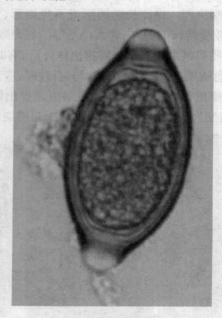

图 2-4-5　鞭虫　　　　　图 2-4-6　鞭虫卵

三、十二指肠钩口线虫 *Ancylostoma duodenale*
美洲板口线虫 *Necator americanus*

钩虫成虫寄生于人体小肠,由于钩虫口囊发达,内含锐利切器,可损伤宿主肠黏膜并吸食宿主血液及组织液,造成患者出现以慢性失血为致病特征的钩虫病。

【实验目的】

1. 掌握两种钩虫成虫的形态和主要鉴别点。
2. 掌握钩虫卵的形态特征和病原学诊断方法。
3. 熟悉钩虫寄生肠壁的病理标本。

【实验器材】

1. 大体标本　两种钩虫成虫、钩虫寄生的病理标本。
2. 玻片标本　成虫口囊、雄虫交合伞、钩虫卵。
3. 其他　显微镜。

【实验方法】

1. 肉眼观察两种钩虫成虫、成虫口囊、雄虫交合伞和交合刺及钩虫寄生的病理标本。
2. 显微镜下观察钩虫卵。

【实验结果】

1. 成虫　钩虫活体为乳白色,死后虫体为灰白色,细长圆柱形,长约 1cm。雄虫尾部膨大如伞状,称交合伞。雌虫尾端钝圆。

两种钩虫体态区别如下:十二指肠钩虫虫体前端与身体弯曲一致,呈"("形;美洲钩虫稍小于十二指肠钩虫,虫体头端与尾端弯曲相反,呈"S"形。

2. 成虫口囊　十二指肠钩虫在口囊的腹侧缘有两对钩齿;美洲钩虫在口囊的腹侧缘有1 对半月形的板齿。

3. 雄虫交合伞　十二指肠钩虫交合伞略圆,背辐肋由远端分 2 支,每支又分 3 小支,交合刺 2 根,末端各自游离;美洲钩虫交合伞略扁,似扇形,背辐肋由基部分 2 支,每支又分 2 小支,交合刺一根形成倒钩,与另一根联合在一起。

4. 病理标本(图 2-4-7)　成虫寄生于小肠,以口囊咬附于肠黏膜,可见肠黏膜出血及渗血等病理改变。

5. 钩虫卵(图 2-4-8)　两种钩虫卵形态相同。椭圆形,壳极薄,无色透明,大小为(56～76)μm×(36～40)μm。新鲜粪便中的虫卵内含 2～4 个细胞,若患者便秘或粪便放置过久,卵内细胞可继续分类为多细胞期,有时可见桑葚期甚至含蚴卵。细胞与卵壳之间有明显的空隙。

四、蠕形住肠线虫(蛲虫)*Enterobius vermicularis*

蛲虫寄生于人体回盲部可引起蛲虫病。本病呈世界性分布,感染率儿童高于成人,尤以幼儿园、托儿所等儿童集聚场所感染率较高。

【实验目的】

1. 掌握蛲虫成虫和虫卵的形态特征。

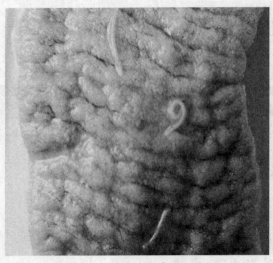
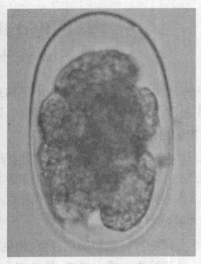

图 2-4-7 钩虫成虫寄生于小肠　　　　　图 2-4-8 钩虫卵

2.掌握蛲虫卵常用检查方法。

【实验器材】

1.标本　蛲虫(雌)大体标本、蛲虫(雌、雄)染色玻片标本、蛲虫虫卵(玻片标本)。

2.其他　显微镜。

【实验方法】

1.肉眼观察蛲虫(雌)成虫成虫。

2.显微镜下观察蛲虫虫卵、蛲虫(雌、雄)成虫染色玻片标本。

【实验结果】

1.蛲虫(雌)液浸标本(图 2-4-9)　虫体细小,乳白色,雌虫长约 1cm,尾部直而尖细,尖细部约占体长的 1/3。注意与钩虫成虫区别。

2.蛲虫(雌)染色玻片标本　虫体前端的角皮膨大形成的头翼,咽管末端膨大呈球形的咽管球(食管球)。

3.蛲虫(雄)染色玻片标本　体长约为雌虫的 1/3,尾部向腹面卷曲。

4.蛲虫卵(图 2-4-10)　大小为 $(50\sim60)\mu m\times(20\sim30)\mu m$,无色透明,两侧不对称,椭圆状,一侧扁平,另一侧稍凸,卵壳厚,内含幼虫。

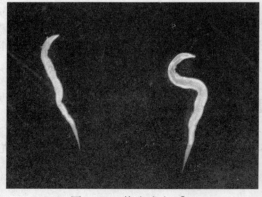
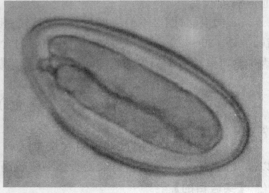

图 2-4-9 蛲虫成虫(♀)　　　　　图 2-4-10 蛲虫卵

五、班氏吴策线虫（班氏丝虫）*Wuchereria bancrofti*
马来布鲁线虫（马来丝虫）*Brugia malayi*

丝虫以虫体细长如丝线而得名，是一类由吸血昆虫传播的组织内寄生线虫。我国仅有班氏丝虫和马来丝虫两种，丝虫成虫寄生于宿主的淋巴系统，致淋巴丝虫病。雌虫卵胎生，产出的幼虫称为微丝蚴。

【实验目的】

掌握两种丝虫微丝蚴的形态及鉴别要点。

【实验器材】

1. 标本　成虫（大体标本）、传播媒介——成蚊针插标本、两种微丝蚴（玻片标本）。
2. 其他　显微镜。

【实验方法】

1. 肉眼观察成虫（大体标本）和传播媒介——成蚊针插标本。
2. 显微镜下观察两种微丝蚴的染色玻片标本。

【实验结果】

1. 成虫（图 2-4-11）　虫体乳白色，细长如丝线，雌虫长约 8cm，雄虫长约 4cm，雄虫尾端向腹面卷曲 2～3 圈。
2. 传播媒介——中华按蚊、致倦库蚊针插标本　形态特征见本实验指导中昆虫部分。
3. 班氏微丝蚴（图 2-4-12）　体态弯曲自然；头间隙长与宽比例为 1：1 或 1：2；体核圆或椭圆，排列整齐，清晰可数；无尾核。

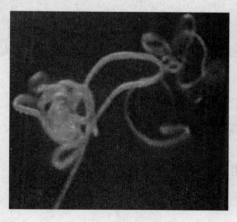

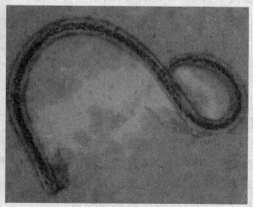

图 2-4-11　丝虫成虫　　　　　　　　　　图 2-4-12　班氏微丝蚴

4. 马来微丝蚴（图 2-4-13）　虫体弯曲僵硬，大弯中有小弯；头间隙长与宽比例为 2：1；体核形状大小不一，排列不整齐，常重叠在一起，不易数清；有 2 个前后排列的尾核。

六、旋毛形线虫（旋毛虫）
Trichinella spiralis

旋毛虫是一种成虫和幼虫分别寄生于同一宿主的小肠和肌细胞内的寄生虫，其引起的

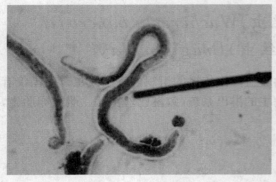

图 2-4-13　马来微丝蚴

旋毛虫病是一种重要的人兽共患寄生虫病，主要因生食或半生食含有旋毛虫幼虫囊包的猪肉或其他动物肉类所致。

【实验目的】

1. 掌握旋毛虫囊包的形态特征。

2. 了解旋毛虫成虫特点形态。

【实验器材】

1. 标本　旋毛虫成虫（大体标本）、旋毛虫幼虫囊包（玻片标本）。

2. 其他　显微镜。

【实验方法】

观察标本室内旋毛虫成虫的大体标本和显微镜下观察旋毛虫成虫、幼虫囊包。

【实验结果】

1. 成虫　旋毛虫呈细小线状，乳白色。雄虫比雌虫小，无交合刺，在虫体后端有两叶交配附器。雌虫尾部钝圆，阴门开口于虫体前 1/5 处。

2. 旋毛虫幼虫囊包（图 2-4-14）　经 HE 染色低倍镜下观察横纹肌被染成红色，可见梭形囊包中含 1～2 条幼虫，幼虫细长卷曲。

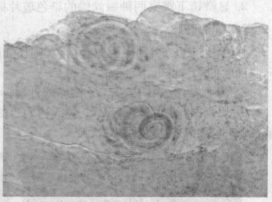

图 2-4-14　旋毛虫幼虫囊包

【注意事项】

1. 所有虫卵均应在低倍镜下查找，然后转用高倍镜鉴别。

2. 钩虫卵和蛲虫卵颜色很浅，镜检时光线不宜过强。

【思考题】

1. 为什么在我国蛔虫流行广泛，感染率高？

2. 鞭虫在外界发育与蛔虫相似，感染方式相同，为什么鞭虫感染率没有蛔虫高？

3. 钩虫引起贫血的原因是什么？

4. 人体为什么会反复感染蛲虫？

5. 两种丝虫的致病有何不同点？

6. 旋毛虫的诊断应注意哪些问题？

实验二　吸　虫

一、华支睾吸虫（肝吸虫）*Clonorchis sinensis*

华支睾吸虫，俗称肝吸虫，成虫寄生于终宿主的肝胆管内，可引起肝吸虫病。

【实验目的】

1. 掌握成虫、虫卵的形态特点。

2. 熟悉中间宿主的形态特征。

3. 了解肝吸虫幼虫形态。

【实验器材】

1. 大体标本　成虫、第一中间宿主、第二中间宿主、病理标本。

2. 玻片染色标本　成虫、吸虫幼虫、虫卵。

3. 其他　显微镜。

【实验方法】

1. 肉眼观察成虫、第一中间宿主、第二中间宿主等大体标本和成虫寄生在肝胆管内的病理标本。

2. 显微镜下观察成虫、幼虫和虫卵的玻片标本。

【实验结果】

1. 成虫　用肉眼或放大镜做观察,可见虫体呈葵瓜子状,前端尖细,后端钝圆,乳白色,半透明,虫体大小为(10～25)mm×(3～5)mm。

2. 吸虫幼虫(示教)

(1) 毛蚴:瓜子形,体表被覆纤毛,体内含胚细胞。

(2) 胞蚴:毛蚴侵入螺体后,纤毛脱落,呈球形或囊状,体内有胚细胞、胚团及其发育而成的雷蚴。

(3) 雷蚴:袋状,具口、咽及不分叉的盲肠管,体内有若干尾蚴。

(4) 尾蚴:尾蚴从螺体逸出,分体、尾两部分,体部有口吸盘、腹吸盘、消化道、排泄管、单细胞腺体等,尾部较长,不分叉,具尾鳍。

(5) 囊蚴:呈圆形或类圆形,囊壁两层,内含幼虫,可见口、腹吸盘、肠支、排泄囊。

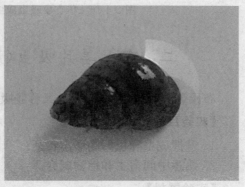

图 2-4-15　纹沼螺

3. 第一中间宿主　豆螺、长角涵螺、纹沼螺(图 2-4-15)等。

4. 第二中间宿主　淡水鱼、虾。

5. 成虫寄生在肝胆管内病理标本　注意华支睾吸虫成虫在肝胆管内的横切的特征,被成虫寄生的胆管壁病理变化和胆管周围组织的病理改变。

6. 成虫在肝胆管内的病理组织切片。

7. 成虫(图 2-4-16)

(1) 虫体的外形、大小。

(2) 附着器官:口吸盘、腹吸盘。

(3) 消化器官:口、咽、食管、肠支(肠支末端是盲端)。

(4) 排泄器官:排泄囊和排泄孔。

(5) 生殖器官:雄雌同体。

1) 雄性生殖器官:睾丸的形态、数目、位置、排列方式。

2）雌性生殖器官：卵巢、受精囊、卵黄腺、梅氏腺、子宫等。

8. 虫卵（图 2-4-17） 是人体常见寄生蠕虫虫卵中最小的一种，平均为（27～35）μm×（12～20）μm，形似旧式灯泡或芝麻状，黄褐色、顶端有突起的卵盖，盖与卵壳间有肩峰样突起，另一端可有一个突起称小疣。卵壳厚、卵内含已成熟的毛蚴（新鲜虫卵的毛蚴清晰，固定后仅见轮廓）。

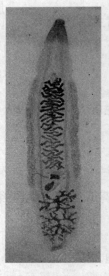
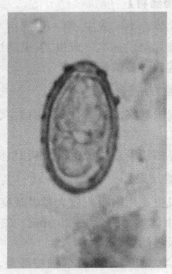

图 2-4-16　华支睾吸虫成虫　　　　　图 2-4-17　华支睾吸虫卵

二、布氏姜片吸虫（肠吸虫）*Fasciolopsis buski*

布氏姜片吸虫俗称姜片虫，又称肠吸虫。成虫寄生于人体小肠内可致姜片吸虫病。

【实验目的】

1. 掌握成虫和虫卵的形态特征。

2. 熟悉中间宿主和植物媒介。

【实验器材】

1. 大体标本　成虫、中间宿主、植物媒介（液浸标本）、病理标本。

2. 玻片标本　成虫（染色标本）、虫卵。

3. 其他　显微镜。

【实验方法】

1. 肉眼观察成虫大体标本、中间宿主、植物媒介、病理标本。

2. 显微镜下观察成虫、虫卵的玻片标本。

【实验结果】

1. 成虫　虫体扁平，肥厚，活体时为肉红色，死亡固定后为灰白色。大小为（20～75）mm×（8～20）mm×（0.5～3）mm，体前端可见一明显呈漏斗状的腹吸盘位于口吸盘的后面，两吸盘相距很近。

2. 中间宿主　扁卷螺（图 2-4-18）。

3. 植物媒介　水红菱、荸荠、茭白。

4. 姜片虫寄生于肠道病理标本。

5. 成虫（图 2-4-19）

（1）虫体叶片状，口吸盘位于虫体前端，腹吸盘靠近口吸盘，比口吸盘大。

（2）消化道有口，其后为咽、短的食管，肠管分两支，沿虫体两侧下行，每支常有 4～6 个波浪形弯曲。

（3）雄性生殖系统有 2 个睾丸呈高度分支，前后排列在虫体后端。有长袋状的阴茎囊，在腹吸盘的后方、子宫的背面，囊内有卷曲的贮精囊、射精管、阴茎。

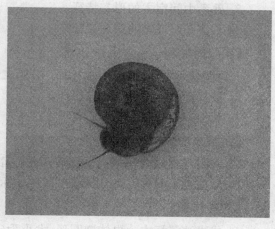

图 2-4-18　扁卷螺

（4）雌性生殖系统有卵巢 1 个，分枝状，在卵巢之前右侧，子宫盘曲于腹吸盘与梅氏腺之间，开口于生殖孔，生殖孔位于腹吸盘前，虫体两侧卵黄腺发达。

6. 虫卵（图 2-4-20）　为人体寄生蠕虫最大的虫卵，大小为（130～140）μm×（80～85）μm，椭圆形、淡黄色，卵壳薄，卵盖小（不明显），卵内含一个卵细胞和若干（20～40 个）卵黄细胞。

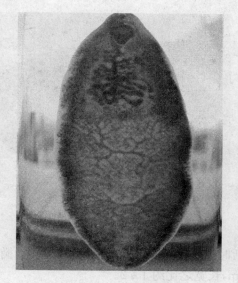

图 2-4-19　姜片吸虫成虫

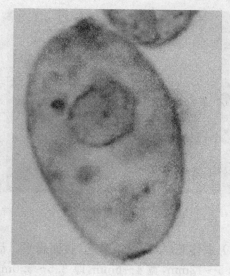

图 2-4-20　姜片吸虫虫卵

三、卫氏并殖吸虫（肺吸虫）*Paragonimus westermani*

卫氏并殖吸虫又称肺吸虫，主要寄生于终宿主的肺部，引起肺型并殖吸虫病或肺吸虫病。

【实验目的】

1. 掌握成虫的形态特征，掌握虫卵的鉴别要点。

2. 熟悉中间宿主的形态特征。

3. 了解肺脏损害的病理特征。

【实验器材】

1. 大体标本 成虫、第一中间宿主、第二中间宿主、成虫寄生于动物肺脏的病理标本。

2. 玻片标本 尾蚴、成虫、虫卵。

3. 其他 显微镜。

【实验方法】

1. 肉眼观察成虫、中间宿主、第一中间宿主、第二中间宿主、病理标本等大体标本。

2. 显微镜下观察成虫、尾蚴、虫卵玻片标本。

【实验结果】

1. 成虫液浸标本 虫体椭圆形,大小为(7.5～12)mm×(4～6)mm,背面隆起,腹面扁平,似半粒花生米。活体时为肉红色,死后固定呈灰白色,在腹面体中部可见腹吸盘。

2. 尾蚴玻片标本 尾部短小,呈圆球状。

3. 第一中间宿主 川卷螺(图 2-4-21)。

4. 第二中间宿主 石蟹、蝲蛄。

5. 病理标本 成虫寄生于动物肺脏的大体标本,注意结节状或球状虫囊。

6. 成虫玻片染色标本(图 2-4-22)

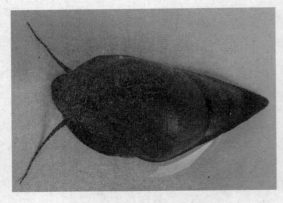 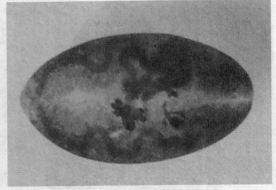

图 2-4-21 川卷螺   图 2-4-22 卫氏并殖吸虫

(1) 虫体肥厚,背侧略隆起,腹面扁平。活时肉红色。固定标本虫体呈砖灰色,椭圆形,体长 7.5～12mm,宽 4～6mm,厚 3.5～5.0mm,长宽之比约 1:2。

(2) 口、腹吸盘大小略同,腹吸盘位于体中横线之前。

(3) 食管短,肠支有 3～4 个明显弯曲,沿虫体两侧延伸至后端。

(4) 卵巢与子宫并列于腹吸盘之后,卵巢分 5～6 叶,形如指状。睾丸分支,左右并列约在虫体后端 1/3 处。卵黄腺为许多密集的卵黄滤泡所组成,布满虫体两侧。

7. 虫卵(图 2-4-23) 呈金黄色,长椭圆形,形态常不规则,大小为(80～118)μm×(48～60)μm。卵壳厚薄不均,卵盖大、常倾斜,但也有缺卵盖的,内含一个未分裂的卵细胞和 10 多个卵黄细胞。

四、斯氏狸殖吸虫
Pagumogonimus skrjabini

斯氏狸殖吸虫的成虫很少在人体内发育成熟，主要为童虫寄生于皮下，引起人幼虫移行症。

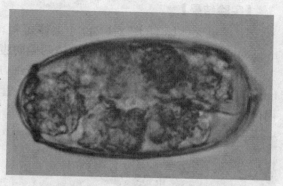

图 2-4-23　卫氏并殖吸虫虫卵

【实验目的】

1. 熟悉成虫的基本形态特征。

2. 了解其中间宿主特征。

【实验器材】

1. 标本　中间宿主和成虫（玻片染色标本）。

2. 其他　显微镜。

【实验方法】

1. 肉眼观察中间宿主。

2. 显微镜下观察成虫（玻片染色标本）。

【实验结果】

1. 中间宿主　第一中间宿主泥泞拟钉螺，第二中间宿主溪蟹。

2. 成虫玻片染色标本　虫体染色后呈粉红色，窄长，两端较尖，比卫氏并殖吸虫长 1/3，腹吸盘位于虫体前 1/3 处，卵巢分支细而多。

五、日本裂体吸虫（日本血吸虫）*Schistosoma japonicum*

裂体吸虫成虫寄生于人和多种哺乳动物的静脉血管内，亦称血吸虫。寄生于人体的血吸虫主要有 6 种，我国仅有日本血吸虫。

【实验目的】

1. 掌握日本血吸虫虫卵形态特征。

2. 掌握日本血吸虫尾蚴、成虫的形态。

3. 熟悉日本血吸虫中间宿主形态。

4. 熟悉日本血吸虫寄生的病理标本。

【实验器材】

1. 大体标本　成虫液浸标本、中间宿主、病理标本。

2. 玻片染色标本　毛蚴、母胞蚴、尾蚴、虫卵、成虫。

3. 其他　显微镜。

【实验方法】

1. 肉眼观察成虫、中间宿主、大体病理标本以及毛蚴、母胞蚴、尾蚴的玻片染色标本。

2. 显微镜下观察成虫和虫卵的玻片标本。

【实验结果】

1. 雄虫大体标本（图 2-4-24） 虫体短粗，乳白色，大小约（10～20）mm×（0.5～0.6）mm，可见口、腹吸盘，在腹吸盘后虫体两侧向腹面卷曲形成抱雌沟。

2. 雌虫大体标本（图 2-4-25） 前端较细，后部略粗，大小约（12～28）mm×（0.1～0.3）mm，口、腹吸盘较雄虫的小，不明显。因肠管内充满了红细胞消化后残留的物质而成暗褐色。

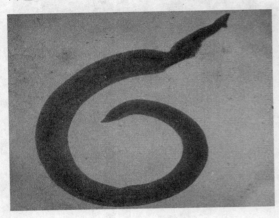

图 2-4-24 雄虫

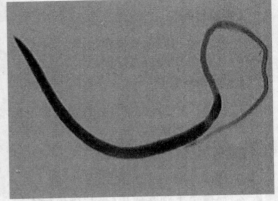

图 2-4-25 雌虫

雌雄合抱：雌虫在雄虫的抱雌沟内。

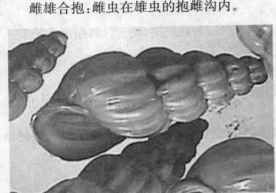

图 2-4-26 湖北钉螺

3. 毛蚴 呈梨形，前宽后窄，周身被有纤毛。

4. 母胞蚴 袋状，无开口，内含胚细胞，胚细胞可发育为子胞蚴。

5. 尾蚴 分体部和尾部，尾部较大，末端分叉。

6. 中间宿主（图 2-4-26） 湖北钉螺。

7. 病理标本

（1）日本血吸虫病兔肝脏：肝脏上可见有许多虫卵沉积所形成的灰白色虫卵结节。

（2）日本血吸虫肝组织切片

1）急性虫卵肉芽肿：虫卵周围大量嗜酸白细胞和分叶核白细胞浸润及虫卵为中心，向四周发出的放射状嗜酸性细棒状物质等。

2）慢性虫卵肉芽肿（图 2-4-27）：虫卵已经死亡或钙化，虫卵周围可见上皮样细胞、巨细胞聚集和纤维细胞增生等。

8. 成虫玻片标本

（1）雄虫（图 2-4-24）：长 10～20mm，宽

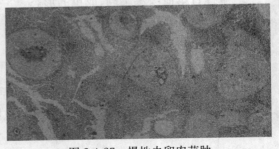

图 2-4-27 慢性虫卵肉芽肿

0.5～0.55mm，乳白色，背腹扁平，自腹吸盘以下虫体两侧向腹面卷曲，故虫体外观呈圆柱

形,卷曲形成的沟槽称抱雌沟。有口、食道、肠管。肠在腹吸盘后缘水平处分为左右两支,延伸至虫体中部之后汇合成单一的盲管。生殖系统由睾丸、输出管、输精管和贮精囊、生殖孔组成。睾丸多为 7 个,呈串珠状排列,每个睾丸发出一输出管,汇于输精管,向前通于贮精囊,生殖孔开口于腹吸盘后方。

（2）雌虫（图 2-4-25）：圆柱形,前细后粗。虫体长 12～28mm,宽 0.1～0.3mm。腹吸盘不及雄虫的明显,因肠管内含较多的红细胞消化后残留的物质,故虫体呈暗褐色。雌虫常居留于抱雌沟内,与雄虫呈雌雄合抱状态。生殖系统包括位于虫体中部、呈长椭圆形的卵巢一个,由卵巢下部发出一输卵管,绕过卵巢向前,与发自虫体后部的卵黄管在卵巢前汇合成卵模,卵模为虫卵的成型器官,外被梅氏腺并与子宫相接。子宫开口于腹吸盘下方的生殖孔。

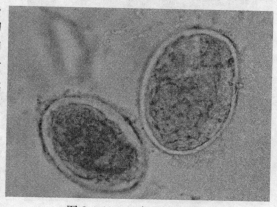

图 2-4-28 日本血吸虫虫卵

9. 虫卵（图 2-4-28） 椭圆形,大小为 $(74～106)\mu m \times (55～80)\mu m$,淡黄色,壳较薄,无卵盖,卵壳的一侧有一突出的小棘,卵壳表面常附有宿主组织残留物,成熟虫卵内含一毛蚴。

【思考题】

1. 华支睾吸虫有哪些致病因素,可引起哪些疾病?

2. 姜片虫病分布的特点是什么,如何防治?

实验三 绦 虫

一、链状带绦虫 *Taenia solium*

链状带绦虫又称猪带绦虫、猪肉绦虫、有钩绦虫,是我国主要的人体寄生绦虫。其成虫寄生于人的小肠内,可引起绦虫病;幼虫可寄生在人体皮下、肌肉、脑等处,引起猪囊尾蚴病（囊虫病）。人是链状带绦虫的终宿主,也可作其中间宿主。

【实验目的】

1. 掌握带绦虫卵形态特征。

2. 掌握链状带绦虫成虫形态特点,会认其头节、成节和孕节。

3. 了解囊尾蚴形态特点,知道囊尾蚴的致病作用。

【实验器材】

1. 大体标本 成虫、囊尾蚴(液浸标本)、病理标本(大体标本)。

2. 玻片染色标本 成节、头节、孕节、猪囊尾蚴。

3. 其他 显微镜。

【实验方法】

1. 肉眼观察成虫、囊尾蚴、病理标本等大体标本。

2. 显微镜下观察带绦虫卵、头节、成节、孕节、猪囊尾蚴玻片标本。

【实验结果】

1. 成虫 乳白色、带状,长约 2～4m,前端较细,向后渐扁阔,整个虫体的节片均较薄,略透明。头节近似球形,直径 0.6～1mm。颈部纤细,长 5～10mm,直径约为头节之半。链体由 700～1000 个节片组成,靠近颈部及链体前段的幼节细小,外形短而宽;中段的成节较大,近方形;末端的孕节最大,为窄长的长方形。

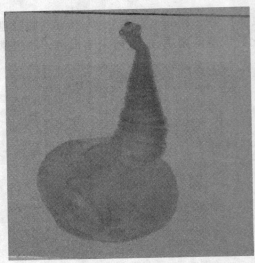

图 2-4-29 伸出头节的囊尾蚴

2. 囊尾蚴 乳白色,卵圆形,囊内可见一白色小点,是其头节,囊内充满了液体。将虫体置胆汁中孵育,头节可自囊内孵出(图 2-4-29)。

3. 成节 每一成节均具雌雄生殖器官各一套。睾丸约 150～200 个,散布于节片的两侧,输精管由节片中部向一侧横向走行,经阴茎囊开口于生殖腔;阴道在输精管的后方并与其并行,也开口于节片边缘的生殖腔。各节的生殖腔缘均略向外凸出,沿链体左右两侧不规则分布。卵巢位于节片后 1/3 的中央,分为三叶,除左右两叶外,在子宫与阴道之间另有一中央小叶。卵黄腺呈块状,位于卵巢之后。

4. 病理标本 猪囊尾蚴寄生于猪肉、猪心、猪眼、猪脑等组织器官。

5. 带绦虫卵(图 2-4-30) 呈球形或近似球形,直径约 31～43μm,卵壳很薄,内为胚膜。虫卵自孕节散出后,卵壳多已脱落,成为不完整卵。胚膜较厚,棕黄色,具有放射状条纹,内含六钩蚴。

6. 头节(图 2-4-31) 头节呈球形,除有 4 个杯形吸盘外,顶端还具有能伸缩的顶突,顶突上有 25～50 个黑色小钩,排列成内外两圈,内圈的钩较大,外圈的稍小。

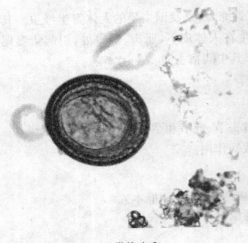

图 2-4-30 带绦虫卵

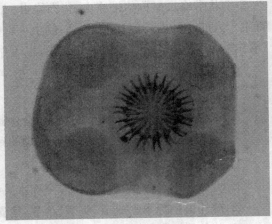

图 2-4-31 猪带绦虫头节

7. 孕节(图 2-4-32) 孕节呈长方形,内部仅见充满虫卵的子宫向两侧发出分支,每侧约 7～13 支,各分支不整齐并可继续分支而呈树枝状,每一孕节中含虫卵 3 万～5 万个。在制作标本时,将墨汁注入子宫中,故子宫的分支呈黑色。

二、肥胖带绦虫 *Taenia saginata*

肥胖带绦虫又称牛带绦虫、牛肉绦虫、无钩绦虫,其形态和生活史与链状带绦虫相似,成虫寄生于人体小肠,但中间宿主是牛,幼虫不寄生于人体。

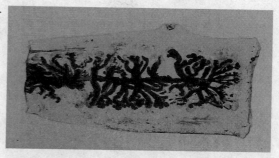

图 2-4-32　猪带绦虫孕节

【实验目的】

1. 掌握肥胖带绦虫成虫的形态特点,会认头节、成节和孕节。
2. 熟悉牛囊尾蚴的形态特点。

【实验器材】

1. 大体标本　成虫和病理标本。
2. 玻片染色标本　成虫、成节、头节、孕节、牛囊尾蚴。
3. 其他　显微镜。

【实验方法】

1. 肉眼观察成虫和病理标本以及成节玻片染色标本。
2. 显微镜下观察头节、孕节、牛囊尾蚴等玻片染色标本。

【实验结果】

1. 成虫(图 2-4-33)　虫体扁平、乳白色、带状,长 4~8m,节片肥厚,乳白色,不透明。头节方形,其后为短而细的颈部。颈部后为链体,由 1000~2000 个节片组成。

2. 成节　卵巢分 2 叶,子宫前端常可见短小的分支。卵黄腺呈块状,位于卵巢之后。滤泡状睾丸分散于间质内,以两侧居多,睾丸数目多于猪带绦虫。

3. 病理标本　牛囊尾蚴寄生于运动较多的股、肩、心、舌和颈部等肌肉内。

4. 头节(图 2-4-34)　头节略呈方形,直径 1.5~2.0mm,具有 4 个杯状吸盘,无顶突和小钩。

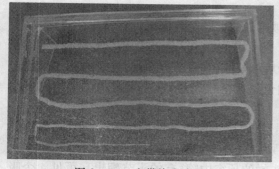

图 2-4-33　牛带绦虫成虫

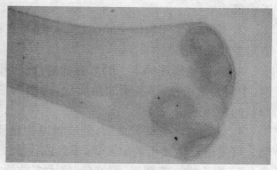

图 2-4-34　牛带绦虫头节

5. 孕节(图 2-4-35)　孕节呈长方形,节片较长,两侧子宫分支较整齐,从主干基部起每侧分支 15~30 支。

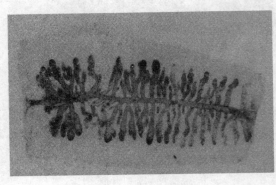

图 2-4-35　牛带绦虫孕节

6. 牛囊尾蚴　压片后呈椭圆形或不规则形,头节方形,有 4 个吸盘,无顶突和小钩。

三、细粒棘球绦虫
Echinococcus granulosus

细粒棘球绦虫又称包生绦虫,其成虫寄生于犬、狼等食肉性动物小肠内,幼虫即棘球蚴寄生于牛、羊、骆驼和马等草食性家畜及其他动物体内,也可寄生于人体引起棘球蚴病或包虫病,此为一种严重的人兽共患病。

【实验目的】

1. 掌握细粒棘球绦虫成虫形态特点。
2. 掌握棘球蚴囊壁的结构特点。
3. 熟悉棘球蚴病理标本。

【实验器材】

1. 大体标本　成虫标本、成虫寄生在犬肠的病理标本、棘球蚴病理标本。
2. 玻片染色标本　原头蚴、棘球蚴。
3. 其他　显微镜。

【实验方法】

1. 肉眼观察成虫(大体标本)、成虫(病理标本)、棘球蚴病理标本(液浸标本)。
2. 显微镜下观察棘球蚴、原头蚴的玻片染色标本。

【实验结果】

1. 成虫　虫体小 2～7mm,乳白色,可见头节、颈部、幼节、成节和孕节各一节。头节呈有 4 个吸盘和顶突,顶突上有两圈大小不同的小钩,约 28～48 个。幼节呈矩形,成节为长方形,其内部卵巢叶片状,睾丸圆球形,平均分布于节片中部的前后方,子宫棒状。孕节子宫向两侧形成侧囊,呈袋状,其内充满虫卵。生殖孔通常位于成节和孕节节片的一侧中部或近中部。

2. 成虫寄生于狗的小肠(病理标本)　在被感染的犬肠腔表面可见到密集的虫体,以头节附着于肠黏膜。

3. 棘球蚴病理标本　圆形囊状物,被切开后囊液流出,囊壁分 3 层,外层有宿主细胞包围,中间为灰白色、半透明的角质层,内层为白色透明的生发层,在生发层内侧生出许多小球状的虫体。

4. 棘球蚴　囊壁分 2 层,外层较厚为角质层,内层为白色透明的生发层,很薄,亦称胚层。可见由此生长出的生发囊、子囊或孙囊及原头蚴。

5. 原头蚴　椭圆形,深红色,绝大多数原头蚴的顶突内陷(有的头节翻出),可见 4 个吸盘(有的吸盘重叠,可见 2 个)和两圈黑色的小钩。

四、微小膜壳绦虫 *Hymenolepis nana*

微小膜壳绦虫又称短膜壳绦虫、短小绦虫，主要寄生于鼠的小肠，也可寄生于人体，引起微小膜壳绦虫病。

【实验目的】

1. 掌握微小膜壳绦虫虫卵的形态特征。

2. 熟悉微小膜壳绦虫成虫形态特点。

【实验器材】

1. 标本　成虫染色标本和虫卵的玻片标本。

2. 其他　显微镜。

【实验方法】

显微镜下观察成虫染色标本和虫卵玻片标本。

【实验结果】

1. 成虫　体长 5～80mm，宽 0.5～1mm。头节呈球形，直径 0.13～0.4mm，具有 4 个吸盘和 1 个短而圆、可自由伸缩的顶突。顶突上有 20～30 个小钩，排成一圈。颈部较长而纤细。链体由 100～200 个节片组成，最多时可达近千个节片。所有节片均宽大于长并由前向后逐渐增大，孕节达 (0.15～0.30)mm×(0.8～1.0)mm，各节片生殖孔都位于虫体同侧。成节有 3 个较大的圆球形睾丸，横列在节片中部，贮精囊较发达。卵巢呈分叶状，位于节片中央。卵黄腺椭圆形，在卵巢后方的腹面。子宫呈袋状，其中充满虫卵并占据整个节片。

2. 虫卵　虫卵圆球形或近圆球形，大小为 (48～60)μm×(36～48)μm，无色透明。卵壳很薄，其内有较厚的胚膜，胚膜两端略凸起并由该处各发出 4～8 根丝状物，弯曲地延伸在卵壳和胚膜之间，胚膜内含有一个六钩蚴。

五、曼氏迭宫绦虫 *Spirometra mansoni*

曼氏迭宫绦虫又称孟氏裂头绦虫，其成虫寄生于猫、犬等动物的小肠内，偶尔寄生于人体，但其幼虫（裂头蚴）常寄生于人体引起曼氏裂头蚴病。

【实验目的】

1. 掌握裂头蚴的形态特征。

2. 了解曼氏迭宫绦虫生活史各期形态和中间宿主的特征。

【实验器材】

1. 大体标本　成虫标本、第一中间宿主（剑水蚤）、裂头蚴寄生在第二中间宿主蛙肌肉内。

2. 玻片标本　头节和成节的染色标本。

3. 其他　显微镜。

【实验方法】

1. 肉眼观察成虫、第一中间宿主、裂头蚴在第二中间宿主肌肉内的大体标本。

2. 显微镜下观察头节、成节的玻片染色标本。

【实验结果】

1. **成虫** 长 60～100cm,宽 0.5～0.6cm。乳白色,链体有节片约 1000 个,节片一般宽大于长,但远端的节片长宽基本相等。节片很薄,肉眼可见每个节片中央稍前处呈现一突起的小黄点,即为子宫。

2. **第一中间宿主** 剑水蚤图。

3. **裂头蚴**(图 2-4-36) 在第二中间宿主(青蛙肌肉内图 2-4-37)虫体细长,乳白色,约 300mm×0.7mm。体前端稍大,具有与成虫相似的头节,体不分节但具有不规则横皱褶,后端多呈钝圆形,活时伸缩能力很强。

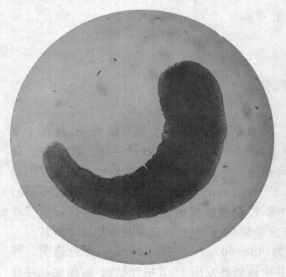

图 2-4-36 裂头蚴

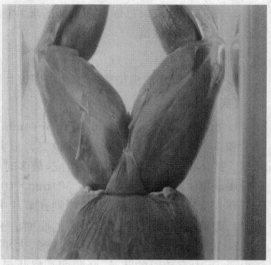

图 2-4-37 青蛙肌肉内裂头蚴

4. **头节玻片染色标本** 头节细小,呈指状,背腹部各有一条纵行吸槽。

5. **成节玻片染色标本** 成节宽大于长,具有发育成熟的雌、雄性生殖器官。注意子宫呈螺旋状盘曲、紧密重叠、略似金字塔状;雄生殖孔为圆形,位于节片前部中央,阴道为节片中央纵行的一小管,开口于雄性生殖孔之后。

【注意事项】

1. 猪带绦虫、牛带绦虫、细粒棘球绦虫的虫卵形态在光镜下无法区分,统称带绦虫卵。
2. 人不能作为牛带绦虫的中间宿主,故牛囊尾蚴不能在人体寄生。

【思考题】

1. 猪带绦虫和牛带绦虫生活史及致病有何不同?
2. 人可作为曼氏迭宫绦虫的什么宿主?感染方式各是什么?

医 学 原 虫

原虫为单细胞真核动物。能在一个细胞内完成生命活动的全部功能,如摄食、代谢、呼吸、排泄、运动和生殖等。寄生人体的原虫称为医学原虫(medical protozoa)。原虫虫体微小,大小不一,直径为 $20\sim200\mu m$,肉眼一般辨认不到,需在光学显微镜下才可看见。虫体的基本结构由表膜、细胞质、细胞核组成。

借运动细胞器伪足、鞭毛、纤毛的运动或借助体表构造(滑动、扭动),进行移位、摄食和对各种刺激产生反应等。靠原虫表膜或细胞器摄取营养物质,其方式有渗透、胞饮和吞噬等。

根据原虫运动细胞器的不同,分为四个纲,叶足虫纲即靠伪足运动的原虫,如溶组织内阿米巴。鞭毛虫纲即靠鞭毛运动的原虫,如阴道滴虫。孢子虫纲为无显著运动的原虫,如疟原虫。纤毛虫纲的原虫靠纤毛运动,如结肠小袋纤毛虫。

实验四　叶　足　虫

一、溶组织内阿米巴 *Entamoeba histolytica*

溶组织内阿米巴生活史主要有滋养体和包囊两个时期。随宿主粪便排出的四核包囊为感染期,经口感染。主要临床表现为引起急性阿米巴结肠炎(阿米巴痢疾),腹痛、里急后重、腹泻(果酱样便,含脓血黏液,腥臭明显)。而阿米巴肝脓肿最常见,还可引起肺脓肿、脑脓肿等。带虫者或慢性病患者成形粪便查包囊,腹泻患者粪便可查到滋养体可确定实验诊断。

【实验目的】

1. 掌握溶组织内阿米巴滋养体和包囊的形态特征。

2. 掌握溶组织内阿米巴常用的病原学诊断方法。

3. 了解阿米巴滋养体的运动方式。

4. 了解溶组织内阿米巴对机体的损害。

【实验器材】

1. 大体标本　肠溃疡合并肠穿孔、肝脓肿(溶组织内阿米巴的病理标本);蝇、蟑螂(阿米巴传播媒介)。

2. 玻片标本　阿米巴包囊(滴片碘染)、溶组织内阿米巴包囊(苏木素染色)、溶组织内阿米巴滋养体(苏木素染色)。

3. 其他　显微镜、镜油、二甲苯、擦镜纸、含阿米巴包囊的粪便、滴片用具、碘液、玻片、消毒用具。

【实验方法】

1. 溶组织内阿米巴包囊碘液染色法　操作:取玻片一张,在玻片中央滴一滴生理盐水,挑取少许粪便加涂制粪膜,加上盖玻片(防止碘升华时损伤显微镜物镜)。在盖玻片旁边滴一滴碘液,使碘液慢慢渗到粪液中,低倍镜下找到目标后置高倍镜下观察。观察完毕,将玻片放于消毒缸中。

2. 观察示教溶组织内阿米巴包囊、滋养体以及其病理标本。

3. 显微镜下观察玻片标本。

【实验结果】

1. 包囊碘液染色标本(图 2-4-38) 包囊经染色后,呈棕黄色,圆球形,囊壁不着色,发亮。糖原着色较深,呈棕色,边界不明显。核呈小圆圈状,不着色,为较淡的反光物,拟染色体呈亮棒状不甚清晰。

2. 滋养体铁苏木素染色标本(图 2-4-39) 虫体分内外质两部分,内含一个细胞核,圆形,核膜边缘核周染色质粒大小相等,排列均匀,核仁居中。内质常含被染成蓝黑色吞噬的红细胞,其形态随消化程度不同而异,有些还可以见到空泡。

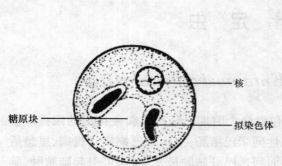

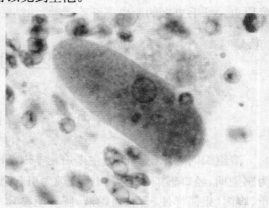

图 2-4-38 溶组织内阿米巴包囊模式图   图 2-4-39 溶组织内阿米巴滋养体

3. 包囊铁苏木素染色标本(示教拟染色体核结构) 虫体呈圆球形,蓝黑色,囊壁厚、不着色,核通常 1～4 个,成熟包囊具 4 个核,核结构与滋养体相同。糖原在染色时被溶解,成为糖元泡,拟染色体深蓝色,呈棒状,两端钝圆,成熟包囊常缺拟染色体。

4. 肠阿米巴病理组织切片 阿米巴痢疾患者肠溃疡切片,铁苏木素染色。溃疡口小底大,呈烧瓶状,周围组织可见到大量滋养体和炎症细胞浸润。

5. 结肠阿米巴病理标本 滋养体侵入肠黏膜下层繁殖,破坏肠黏膜,形成口小底大的溃疡。注意:溃疡散在分布,大小不一,病变中央组织缺损,周围组织水肿而隆起,呈火山口样,多个溃疡融合后,使小块黏膜坏死脱落,形成浅表溃疡。溃疡之间仍可见到正常组织。观察标本的同时理解溶组织阿米巴的致病过程,重点掌握"溃疡口小底大,呈烧瓶状"的阿米巴痢疾患者肠的典型病理改变。

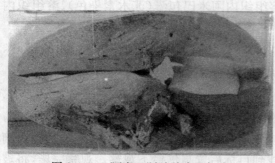

图 2-4-40 阿米巴肝脓肿病理标本

6. 阿米巴肝脓肿病理标本(图 2-4-40) 滋养体随门静脉血流进入肝脏,导致肝组织坏死、液化,形成脓肿,脓肿多发生在肝右叶(为什么),常为单个,脓肿周围组织坏死,使腔壁不整齐,呈破棉絮状。观察标本时可思考肝脓肿穿刺所见的果酱样穿刺物。

【注意事项】

1. 粪便必须新鲜,保温,盛粪便的器皿要干净。

2. 检材应挑取有脓血部分,涂片宜较薄,粪便和碘液不宜过多。

3. 镜下观察标本时光线不宜太强。

二、结肠内阿米巴 *Entamoeba coli*

除溶组织内阿米巴能侵袭组织引起疾病外,其他寄生人体消化道的阿米巴均为非致病性共栖原虫,一般不致病。比如结肠内阿米巴、哈门阿米巴、微小内蜓阿米巴、布式嗜碘阿米巴。这些阿米巴原虫与溶组织内阿米巴有相同或相似的形态特点,在人粪便检查容易混淆,因此在临床上要区别鉴定。

【实验目的】

1. 掌握结肠内阿米巴与溶组织内阿米巴的包囊区别。

2. 了解结肠内阿米巴与溶组织内阿米巴滋养体以及其他非致病性自生生活阿米巴区别。

【实验器材】

1. 玻片标本　结肠内阿米巴滋养体(苏木素染色),结肠内阿米巴包囊(碘染、苏木素染色),阿米巴包囊(苏木素染色)。

2. 其他　显微镜。

【实验方法】

显微镜下观察结肠内阿米巴包囊、滋养体以及其他阿米巴包囊玻片标本。

【实验结果】

1. 结肠内阿米巴滋养体铁苏木素染色标本(图 2-4-41)　内外质分界不明显,食物泡内含细菌和淀粉颗粒等,内质不含红细胞,胞核的核周染色质粒大小不等,排列不均,核仁较大,常偏位。

2. 结肠内阿米巴包囊碘染、铁苏木素染色标本(图 2-4-42)　稍大于溶组织阿米巴包囊,胞核 1~8 个,核构造和滋养体相似,拟染色体两端不整齐似稻束状。糖原泡较大。

3. 阿米巴包囊　标本中含有多种阿米巴包囊。其形状、大小、核的数量、核仁位置及拟染色体的形状因秧而异。

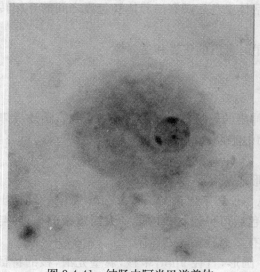

图 2-4-41　结肠内阿米巴滋养体

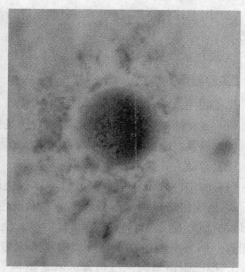

图 2-4-42　结肠内阿米巴包囊

【注意事项】

1. 观察时注意结肠内阿米巴与溶组织内阿米巴包囊的形状、大小、核的数量、核仁位置及拟染色体的形状的区别。

2. 观察注意两者滋养体的内外质以及吞噬物的区别。

三、致病性自由生活阿米巴和其他非致病性自生生活阿米巴

在自然界的水体和泥土中存在着许多种类的自生生活阿米巴。这些自生生活的阿米巴是潜在的致病原,可对人体造成危害。致病性自生生活阿米巴属兼性寄生虫,兼性寄生虫就是可以自生生活,也可以在人体中进行寄生生活的寄生虫。致病性自生生活阿米巴包括耐格里属阿米巴、棘阿米巴属阿米巴、细黏目阿米巴。

【实验目的】

1. 了解自生生活阿米巴包囊与滋养体的基本形态。

2. 了解致病性自生生活阿米巴和其他非致病性自生生活阿米巴与溶组织内阿米巴滋养体、包囊的区别。

【实验器材】

1. 自生生活阿米巴滋养体及包囊的培养液。

2. 玻片标本 福氏耐格里阿米巴包囊、滋养体(苏木素染色)、棘阿米巴包囊、滋养体(苏木素染色)。

3. 其他 显微镜、中性红染液、吸管、载玻片。

【实验方法】

1. 观察自生生活阿米巴活滋养体和包囊

(1) 将体外培养的自生生活阿米巴从培养基中吸出,滴于载片中央加上盖玻片,在低、高倍镜下观察滋养体和包囊。因虫体无色,注意光线强弱。

(2) 用上述标本以 1/10000 中性红进行活体染色后观察滋养体和包囊之间的互相转化情况。

2. 观察示教标本 棘阿米巴、福氏耐格里阿米巴的包囊和滋养体。

【实验结果】

1. 自生生活阿米巴活滋养体和包囊

(1) 滋养体:注意大小,形态(外形、伪足伸出的形状、外质、内质及内含物),运动规律。

(2) 包囊:注意形态、大小与颜色,内含物中能否看到核? 有多少个?

(3) 运动方式为不定向运动。

(4) 加中性红染料后大部分滋养体很快形成包囊。

2. 福氏耐格里阿米巴滋养体苏木素染色 长阿米巴形,$7\mu m \times 22\mu m$,常向一端伸出伪足,运动活泼,胞质中含伸缩泡及食物泡。染色后可见泡状核内含一大而致密的核仁,与核膜间有一明显空隙。在不良环境中可形成带有 2 根鞭毛的滋养体。

3. 福氏耐格里阿米巴包囊苏木素染色 圆形,直径 $9\mu m$,单核,囊壁光滑,核的特征同滋养体。

4. 棘阿米巴滋养体苏木素染色　长椭圆形,大小 $10\sim40\mu m$,活动迟缓,表膜有棘状突起。

5. 棘阿米巴包囊苏木素染色　圆形或类圆形,囊壁双层,外层常皱缩,内层光滑,呈多边形。

【注意事项】

1. 低、高倍镜下观察活自生生活阿米巴时,因虫体无色,注意调节光线强弱。

2. 观察与溶组织内阿米巴滋养体运动方式的不同点。

【思考题】

1. 临床上对急性阿米巴痢疾患者进行粪检应注意些什么?

2. 检查溶组织内阿米巴大滋养体或包囊时,在形态鉴别上应该考虑哪些方面?

实验五　鞭　毛　虫

一、蓝氏贾第鞭毛虫 *Giardia lamblia*

蓝氏贾第鞭毛虫生活史中有滋养体和包囊两个时期。四核包囊为感染期,经口感染。人体感染后多为无症状带虫者。患者的临床表现主要是腹泻,急性期常呈水样腹泻,粪便很少有黏液脓血,有恶臭。

【实验目的】

1. 掌握蓝氏贾第鞭毛虫滋养体和包囊的形态特征。

2. 了解蓝氏贾第鞭毛虫病原学诊断方法。

【实验器材】

1. 玻片标本　蓝氏贾第鞭毛虫包囊、滋养体(苏木素染色/碘染色)。

2. 其他　显微镜、镜油、二甲苯、擦镜纸、含包囊的粪便、滴片用具、碘液、载玻片、消毒用具。

【实验方法】

1. 包囊碘液染色标本　含包囊的粪便涂片,碘液染色,高倍镜观察,视野光线应暗些。

2. 观察滋养体姬氏染色标本　包囊、滋养体铁苏木素染色标本。

3. 示教介绍蓝氏贾第鞭毛虫滋养体吸附在肠黏膜表面的扫描电镜照片。

【实验结果】

1. 包囊碘液染色标本　注意与溶组织内阿米巴包囊区别。椭圆形,细胞核 2~4 个,亮球状,甚小,聚在一起或分散,并有不着色的鞭毛及中心体组成的丝状物。

2. 滋养体姬氏染色标本(图 2-4-43)　滋养体呈倒置梨形,侧面观呈瓢状,两侧对称,背面隆起,腹面内陷成吸盘状陷窝。1 对轴纵柱贯虫体,1 对卵圆形泡状核并列与前部轴柱两侧,在轴柱中部有 1 对逗点状的副基体(中体)。有前、中、腹、后 4 对鞭毛。

3. 滋养体铁苏木素染色标本　腹泻者的稀便涂片,染色。滋养体呈倒置梨形,侧面观呈瓢状,两侧对称,背面隆起,腹面内陷成吸盘状陷窝。1 对轴纵柱贯虫体,1 对卵圆形泡状核并列与前部轴柱两侧,在轴柱中部有 1 对逗点状的副基体(中体)。有前、中、腹、后 4 对鞭毛。

4. 包囊铁苏木素染色标本(图 2-4-44) 包囊成卵圆形,大小为(8~14)μm×(7~10) μm,囊壁厚、不着色、1~2 对核并列于体前部,核仁清晰,并可见鞭毛和轴柱及丝状物。

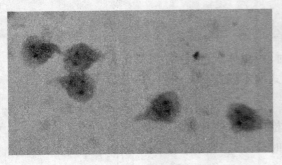

图 2-4-43 蓝氏贾第鞭毛虫滋养体　　　　　图 2-4-44 蓝氏贾第鞭毛虫包囊

5. 蓝氏贾第鞭毛虫借助吸盘吸附在肠黏膜扫描电镜照片。

二、阴道毛滴虫 *Trichomonas vaginalis*

阴道毛滴虫生活史仅有滋养体一个阶段。阴道毛滴虫主要引起滴虫性阴道炎,表现为外阴瘙痒和阴道分泌物增多,尿道感染可致尿道炎;男性感染还可引起前列腺炎、附睾炎等。可分别取阴道后穹隆分泌物、尿液或前列腺分泌物,直接涂片镜检或染色后镜检,发现滋养体即可确诊。

【实验目的】

1. 掌握阴道毛滴虫滋养体的形态特征。

2. 了解阴道毛滴虫病的病原学诊断方法。

【实验器材】

1. 患者阴道分泌物。

2. 鼠滴虫。

3. 玻片标本阴道毛滴虫滋养体(姬氏染色)。

4. 其他 玻片、生理盐水、滴管、显微镜。

【实验方法】

1. 观察示教标本 患者阴道分泌物生理盐水涂片,高低倍镜观察滋养体(活)的活动特点。

2. 观察玻片标本阴道毛滴虫滋养体(姬氏染色)。

3. 取体外培养鼠滴虫滋养体生理盐水悬液 1 滴,加到载玻片上,观察其运动。注意鼠滴虫形态特点与运动方式。

【实验结果】

1. 阴道毛滴虫活体标本 可见活动的梨形虫体,虫体活动迅速,鞭毛摆动,波动膜波浪式运动。两者的合力让虫体呈螺旋式运动。

2. 阴道毛滴虫姬氏染色标本(图 2-4-45) 虫体呈梨形或近似椭圆形,细胞核长椭圆形。虫体前端有 4 根前鞭毛,后端有 1 根后鞭毛,虫体外侧有一波动膜,其外缘与向后延伸的后鞭毛相连。轴柱纵贯虫体从虫体末端伸出。

3. 鼠滴虫活体标本　形态似阴道毛滴虫,虫体活动迅速,借前鞭毛及波动膜摆动式运动。

【注意事项】

1. 天气寒冷时观察活滋养体的活动,应注意保温。

2. 病人阴道分泌物涂片,镜下可观察到许多白细胞和上皮细胞。

3. 鼠滴虫观察转换镜头时,注意避免培养液污染物镜头。

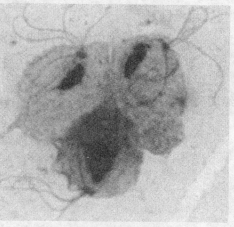

图 2-4-45　阴道毛滴虫

三、杜氏利什曼原虫 *Leishmania donovani*

杜氏利什曼原虫主要寄生在人体单核吞噬细胞内,通过媒介昆虫白蛉的叮刺而传播,在白蛉体内为前鞭毛体,在人体内的发育阶段为无鞭毛体。引起黑热病。骨髓、淋巴结或脾脏穿刺物涂片检查无鞭毛体,也可将穿刺物进行人工培养或动物接种。皮肤型病人可做活组织检查。

【实验目的】

1. 掌握杜氏利什曼原虫的无鞭毛体和前鞭毛体基本形态特征。

2. 了解杜氏利什曼原虫的中间宿主-白蛉的形态特征。

【实验器材】

1. 玻片标本　前鞭毛体和鞭毛体的瑞氏染色标本。

2. 无鞭毛体和前鞭毛体扫描电镜照片。

3. 传播媒介　白蛉。

【实验方法】

1. 肉眼观察示教白蛉标本以及无鞭毛体和前鞭毛体扫描电镜照片。

2. 显微镜下观察玻片标本。

【实验结果】

1. 无鞭毛体瑞氏染色标本(彩图 41)　寄生于人和脊椎动物的巨噬细胞内,注意巨噬细胞内虫体数,并观察虫体形态,虫体圆形或椭圆形,无游离鞭毛,经染色后胞质呈蓝色,实质型胞核一个,团块状,染成红色,动基体呈小杆状或点状,染色成紫色,基体和鞭毛根不易见到。

2. 前鞭毛体瑞氏染色标本(彩图 40)　见于白蛉消化道中,虫体窄长,前端稍宽,后端较细,呈纺锤形,长约 $11.3 \sim 15.9 \mu m$。前端有一根游离鞭毛,长度约等于体长,胞核一个位于虫体中部,动基体靠近前端,基体在动基体之前,并鞭毛由此发出。

【思考题】

1. 试比较溶组织内阿米巴和蓝氏贾第鞭毛虫两者的生活史过程,了解其流行和防治。

2. 检查阴道毛滴虫,取材时应注意什么问题?

3. 阴道毛滴虫可引起什么危害,阴道的自净作用和滴虫的寄生有什么关系,为什么在经期后容易复发?

4. 阴道毛滴虫是怎样传播和感染的,如何防治?

5. 如果怀疑某病人患黑热病,你如何进行检查和确诊?

实验六 孢子虫

一、疟原虫 *malaria parasite*

寄生于人体的疟原虫有 4 种:间日疟原虫、三日疟原虫、恶性疟原虫、卵形疟原虫,我国主要为间日疟原虫和恶性疟原虫。疟原虫在人体红细胞内寄生阶段有环状体(早期滋养体)、滋养体、裂殖体、配子体等阶段。疟原虫引起的疾病称为疟疾。涂制厚、薄血膜染色镜检仍是目前临床最常用的病原学诊断方法。

【实验目的】

1. 熟悉疟原虫生活史,疟原虫的致病机制。

2. 掌握疟原虫病原学诊断方法及间日疟、恶性疟和三日疟等三种疟原虫的鉴别要点。

3. 初步认识疟原虫的传播媒介——按蚊。

4. 了解疟疾的防治要点。

【实验器材】

1. 疟疾传播媒介 中华按蚊、微小按蚊、大劣按蚊。

2. 病理标本 疟疾脾/肝肿大(彩图48)、淤血性脾肿大、脑型疟脑出血。

3. 脑型疟死亡病例。

4. 玻片标本 间日疟原虫薄血片、恶性疟原虫薄血片、三日疟原虫薄血片、恶性疟肝组织切片(示褐色的疟色素)、疟原虫子孢子、蚊胃中疟原虫卵囊。

5. 其他 显微镜、采血针、消毒棉球、乙醇、载玻片、推片。

【实验方法】

1. 观察示教室疟疾的病理标本、脑型疟死亡病例以及疟疾传播媒介。

2. 油镜下观察疟原虫薄血片。

3. 高倍镜下观察恶性疟肝组织切片、疟原虫子孢子以及蚊胃中疟原虫卵囊。

4. 制作薄血膜涂片查疟原虫(此法是诊断疟疾和丝虫病的主要方法)。

(1) 取材:用70%乙醇溶液棉球消毒感染间日疟原虫的小鼠尾部,用针筒快速抽取血液,滴一滴在载玻片一端。

(2) 涂片:取一洁净之载玻片,以其一端的中央边缘蘸取血液,平触于另一载玻片中部,两玻片间呈 30°～40°角,使血液沿推片边缘向两边均匀扩散,待扩散到相当宽度时,即平稳地向载片的左边轻轻推出,涂成薄血膜。

（3）干燥固定：制成的血涂片平放待干为血膜时，用甲醇或无水乙醇滴在薄血膜上固定。

（4）血膜的染色：姬氏染色法（Giemsa's staim）

1）将已固定的血膜两旁用蜡笔划好染色范围，以免染液外溢。

2）用 pH7.0～7.2 的缓冲液或蒸馏水将姬氏染液稀释，比例为 15～20 份缓冲液加 1 份姬氏染液滴于已固定的血膜上。

3）室温染色 20～30 分钟后，用缓冲液或水轻轻冲去染液。

4）将玻片斜置待干，镜检。

5. 显微镜下观察间日疟原虫红内期各阶段形态。

（1）环状体：注意环的大小（与红细胞的直径比较），胞核与胞质的染色特点，被寄生的红细胞有无改变。

（2）滋养体：比较几个滋养体，找出它们的共同特点，注意它们的胞质内有无空泡，疟色素的颜色，数量和分布，被寄生的红细胞有无改变，有无薛氏小点等。

（3）裂殖体前期（未成熟裂殖体）：注意核的数目及排列，疟色素的分布以及被寄生的红细胞的变化。

（4）成熟裂殖体：注意虫体中的形态，裂殖子数目及排列，疟色素的分布以及被寄生的红细胞的变化。

（5）配子体：注意虫体的外形和大小，核的形态和位置，胞核和胞质的染色特点，疟色素的分布，被寄生的红细胞的变化。

【实验结果】

疟原虫薄血膜涂片，经 Giemsa 染剂或 Wright 染剂染色，油镜观察，核为紫红色或红色，胞质为蓝色，疟色素不着色，仍呈棕褐色。

1. 间日疟原虫 Plasmodium vivax

（1）环状体（彩图 35）：大小约为红细胞直径的 1/3，核多为 1 个。

（2）滋养体（彩图 36）：核 1 个，胞质增多，形态不规则，有空泡，开始出现棕黄色小杆状疟色素。

（3）裂殖体（彩图 37）：核开始分裂，空泡渐消失，疟色素开始集中，核可分裂到 12～24 个，但胞质仍未分裂前为未成熟裂殖体，若胞质也完全分裂并包住每一小块核，即为成熟裂殖体，其分裂形成的小体称为裂殖子。

（4）配子体（彩图 38、39）：有雌、雄配子体两种，圆形或椭圆形，核一个，疟色素分散。

薄、厚血涂片的优缺点：用薄血片检查疟原虫，可保持完整的红细胞而易于虫种鉴别，但检出率低；厚涂片取血量多，虫体集中，检出率高，但溶血后的红细胞失去完整形态，只剩下疟原虫和疟色素，不易识辨。

2. 恶性疟原虫 Plasmodium falciparum

（1）环状体（彩图 33）：环纤细，大小约为红细胞的 1/5，核 1～2 个，一个红细胞内可含 2 个以上虫体。（与间日疟原虫比较）注意环的大小，形态，同一红细胞内的疟原虫和视野内受侵犯的红细胞数。

（2）配子体（彩图 34、35）：新月形或腊肠形，核一个，疟色素分布在核周。注意它的形态、胞核的位置、疟色素的分布及红细胞的变化。

3. 三日疟原虫 Plasmodium malariae

（1）环状体：试与间日疟原虫的环状体相比较。

（2）滋养体：胞质横贯红细胞呈带状或卵圆形，空泡少或无，疟色素棕黑色、颗粒状、常分布于虫体边缘，被寄生的红细胞部不胀大。

（3）裂殖体：成熟裂殖体含有 6～12 个裂殖子，排列规则呈花瓣状，疟色素集中在中央，颗粒粗大，呈深棕色。

（4）配子体：与间日疟原虫配子体相似，但虫体的外形较规则，多呈圆形，疟色素多而粗大，红细胞大小无改变。

4. 疟疾脾肿大（急性、慢性）病理标本　脾脏有充血性改变，脾肿大十分显著（彩图 46）。脾脏纤维化、质硬，切面呈青灰色，有大量疟色素沉着（彩图 47）。

5. 脑型疟脑出血（彩图 49）　肉眼可以观察到脑组织上有多个小的淤点。

【注意事项】

1. 血片必须充分晾干才能固定染色，否则染色时容易脱落。

2. 染液的冲洗用细小流水，但必须彻底，否则血片上会有很多染料沉渣，影响观察结果。

3. 注意观察疟原虫胞核与胞质的染色特点，核的数目及排列，胞质内有无空泡。疟色素的颜色，数量和分布，有无薛氏小点。被寄生的红细胞有无改变。

【思考题】

1. 在薄血膜上怎样确定是间日疟原虫？

2. 间日疟原虫生活史如何？与恶性疟原虫有什么主要异同？

3. 疟原虫的配子体在周围血液出现说明什么？在防治上应采取什么措施？

4. 在不同时期进行血液检查时，间日疟原虫和恶性疟原虫可找到哪些期为什么？

二、刚地弓形虫（简称弓形虫）*Toxoplasma gondii*

刚地弓形虫的发育过程有滋养体、包囊、裂殖体、配子体和卵囊 5 个阶段。滋养体寄生于中间宿主（包括人和多种哺乳动物），有速殖子和缓殖子两种。临床致病分为先天性弓形虫病和获得性弓形虫病。取患者腹水、胸水、脑脊液、骨髓或血液等做涂片染色镜检或培养查到病原体即可确诊。

【实验目的】

1. 了解机会性致病原虫的常见虫种及其形态特点。

2. 了解此类原虫的致病条件，以及在发病过程中宿主免疫功能的重要作用。

3. 掌握弓形虫滋养体的形态特征和检查方法。

【实验器材】

1. 玻片染色标本　速殖子、缓殖子、包囊。

2. 弓形虫各期扫描电镜照片（示教）。

3. 其他　显微镜、感染弓形虫的小鼠、玻片、瑞氏染液、玻片、针筒。

【实验方法】

1. 检材取自急性感染的小鼠腹腔渗出液，经瑞氏染液染色，油镜观察速殖子和假包囊。

2. 显微镜观察包囊，卵囊固定标本染色标本。

【实验结果】

1. 速殖子染色标本（图 2-4-46）　速殖子是指游离于细胞外或存在于假包囊中的滋养体，虫体细小，新月状，长 4～7μm，最宽处2～4μm，一般呈弓形或新月形，一端较尖，一端稍纯圆，细胞质呈蓝色，胞核 1 个呈紫红色位于虫体中央。有时可见假包囊。

2. 缓殖子　缓慢增殖或相对静止阶段（位于包囊内），形态与速殖子相似。

3. 包囊染色标本（图 2-4-47）　包囊圆形或椭圆形，直径自 5μm 至 100μm，具有一层富有弹性的坚韧囊壁，囊壁不着色，囊内滋

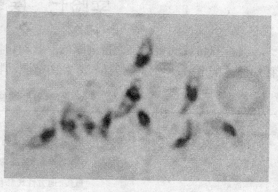

图 2-4-46　速殖子

养体称缓殖子可不断增殖，内含数个至数千个虫体，在一定条件下可破裂，缓殖子重新进入新的细胞形成新的包囊，可长期在组织内生存。

4. 卵囊　为圆形或椭圆形，大小为 10～12μm；具两层光滑透明的囊壁，内充满均匀小颗粒。成熟卵囊含 2 个孢子囊，每个分别由 4 个子孢子组成，相互交错在一起，呈新月形（有的标本见不到子孢子）。

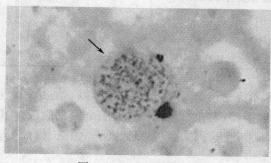

图 2-4-47　弓形虫包囊

三、耶氏肺孢子虫 *Pneumocystis carinii*

肺孢子虫是肺孢子虫肺炎的病原体，生活史过程有滋养体、包囊前期和包囊 3 个阶段。取痰液、支气管分泌物、支气管肺泡灌洗液或肺组织活检查滋养体或包囊。

【实验目的】

了解肺孢子虫包囊形态。

【实验器材】

标本：肺孢子虫肺印片、滋养体和包囊（姬氏染色）。

【实验方法】

油镜下观察示教滋养体和包囊。

【实验结果】

1. 滋养体　在姬氏染色标本中，滋养体呈多态形，大小为 2～5μm，胞质为浅蓝色，胞核为深紫色。

2. 包囊　包囊呈圆形或椭圆形，直径为 4～6μm，略小于红细胞，经姬氏染色的标本，囊壁较厚，不着色，透明似晕圈状或环状，成熟包囊内含有 8 个香蕉形囊内小体，各有 1 个核。囊内小体的胞质为浅蓝色，核为紫红色。

实验七　医学节肢动物

凡能直接或间接危害人畜健康的节肢动物,称为医学节肢动物(medical arthropod)。能传播病原体的节肢动物称为传播媒介。由节肢动物传播的疾病称虫媒病,如疟疾等(表 2-4-1)。

表 2-4-1　医学节肢动物传播的疾病(虫媒病)

媒介	病名
蚊	疟疾、丝虫病、流行性乙型脑炎、登革热等
蝇	痢疾、伤寒、霍乱、肺结核、脊髓灰质炎、眼结膜炎、阿米巴病、蠕虫病等
蚤	鼠疫、地方性斑疹伤寒等
虱	流行性斑疹伤寒、回归热等
蜱	森林脑炎、新疆出血热、皮炎、肌麻痹等
恙螨幼虫	恙虫病、皮炎等
疥螨	疥疮
尘螨	尘螨性哮喘、过敏性鼻炎、过敏性皮炎等

医学节肢动物的发育方式分为完全变态和不完全变态。完全变态包括卵、幼虫、蛹、成虫四个发育阶段,如蚊、蝇等。而不完全变态包括卵、若虫(幼虫)、成虫三个发育阶段。其幼虫与成虫在形态与习性相似,只是大小不同,生殖器官未成熟,无蛹期。如虱、螨蜱等。变态是指幼虫到成虫形态有所变化。

一、蚊 *mosquito*

生活史分为卵、幼虫、蛹和成虫 4 个阶段。蚊的种类很多,与疾病有关的蚊类主要有按蚊属、库蚊属和伊蚊属。

【实验目的】

1. 掌握按蚊、库蚊、伊蚊的鉴别要点。

2. 了解昆虫与传染病的关系。

3. 通过了解蚊虫生活史各期形态特征,了解昆虫纲昆虫的共同特征。

【实验器材】

1. 大体标本　蚊卵、幼虫(孑孓)、蛹、成蚊、中华按蚊、微小按蚊、白纹伊蚊、致倦库蚊、按蚊、伊蚊、库蚊(指管针插标本)。

2. 玻片标本　库蚊卵、伊蚊卵、按蚊卵、按蚊头部标本。

3. 其他　显微镜、放大镜、解剖镜、蚊生活史各期活标本。

【实验方法】

1. 用放大镜观察蚊的头、胸、腹三部分。

2. 鉴别中华按蚊、白纹伊蚊、致倦库蚊针插指管标本。

肉眼观察成蚊的大小、颜色、翅前缘有无白斑,胸部背面有无白纹。触须、足上有无白环等,借以鉴别蚊种。

3. 观察蚊卵图片 注意三属蚊卵在水中的状态,颜色和排列。

4. 观察蚊生活史各期(活) 显微镜低倍观察蚊幼虫,肉眼及放大镜或解剖镜观察活体标本。

【实验结果】

1. 成蚊头部(图 2-4-48、2-4-49) 近似球形,两侧有 1 对复眼、1 对触角、1 对触须和一根细长的喙(口器)。头部的触须的长短和鳞饰因性别和蚊种而有所不同。雌雄蚊的区别主要根据触角上的轮毛的长短和疏密。触须的长短与形状,因种而异。库蚊属和伊蚊属的触须明显比喙短,而雄蚊的触须则比喙长或与喙等长,按蚊属雌雄蚊的触须均与喙约略等长,但雄蚊触须的末端膨大,且向外弯。

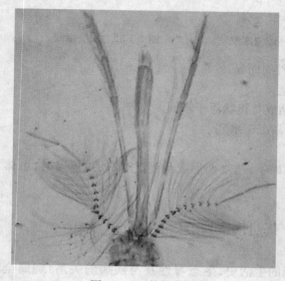

图 2-4-48 雄蚊头部

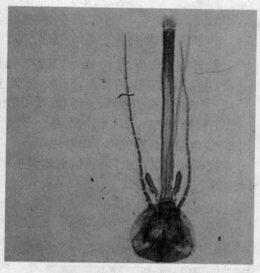

图 2-4-49 雌蚊头部

2. 成蚊胸部 胸部发达,分前、中、后胸三个胸节。各胸节腹面有足 1 对,翅 1 对长在中胸上。翅脉及翅上有无斑点等特点在分类上较重要,需要注意观察。

3. 成蚊腹部 分 11 节,可见 8 节,最后 3 节退化为生殖器。雌蚊有尾须一对,雄蚊有构造复杂的外生殖器。

4. 三属蚊(按蚊、库蚊、伊蚊)的鉴别

(1) 中华按蚊——成蚊为大或中型,灰褐色。雌蚊触须有四个窄白环。顶端的两个白环最宽,翅前缘脉有两个宽大白斑,第六纵脉有两个黑斑。后跗第 1～4 节有狭窄的白环(图 2-4-50)。

(2) 致倦库蚊——棕褐色,喙和触须均黑色,无白环。足黑色。腹节背板基部有淡色带,其后缘突出成圆弧形(图 2-4-51)。

(3) 白纹伊蚊——中等体型,黑色,具银白色斑纹,其主要特征为中胸背板前部正中有一银白色纵纹,腹部背面基部有银白色横带。后足跗节有白环,第五节全白(图 2-4-52)。

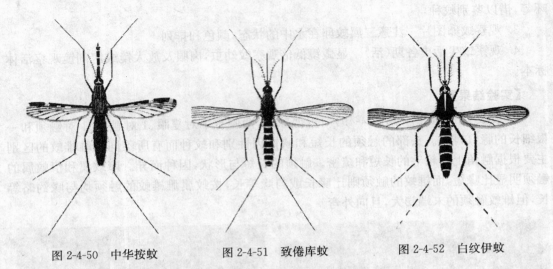

图 2-4-50　中华按蚊　　　　图 2-4-51　致倦库蚊　　　　图 2-4-52　白纹伊蚊

5. 蚊卵　蚊卵小、长约 1mm，其形态因种属而异。

(1) 按蚊卵：船形，有浮囊，分散在水面上。

(2) 库蚊卵：长圆锥形，无浮囊，互相集结成竹筏状浮于水面。

(3) 伊蚊卵：纺锤形，无浮囊，单个分散、常沉于水底。

6. 蚊生活史各期（活）　肉眼观察。

库蚊属和伊蚊幼虫停留时，虫体倒垂水面下，与水面形成角度；按蚊幼虫停留时，虫体与水面平行。

二、蝇 fly

蝇的生活史、生态习性及与疾病的关系：蝇属全变态昆虫，生活史过程包括卵、幼虫、蛹、成蝇 4 个时期。

【实验目的】

1. 熟悉成蝇的形态特征及舍蝇、金蝇（图 2-4-53）、麻蝇成蝇（图 2-4-54）的主要形态区别。

2. 了解与传播疾病的有关的蝇器官。

【实验器材】

1. 大体标本　蝇生活史各期：卵、幼虫、蛹、成蝇；家蝇（图 2-4-55）、麻蝇、金蝇（指管标本）；蝇生活史各期活标本；蝇蛆（三龄）。

2. 玻片标本　蝇头、足标本、蝇幼虫后气孔。

3. 其他　显微镜、放大镜、解剖镜、制作蝇蛆后气孔用具、准备蝇生活史各期活标本。

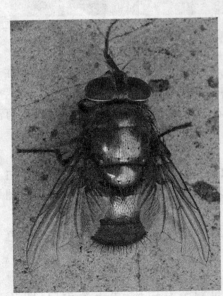

图 2-4-53　金蝇

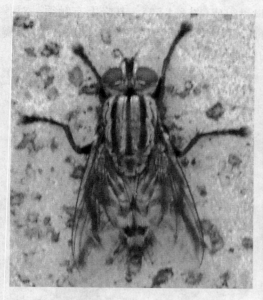

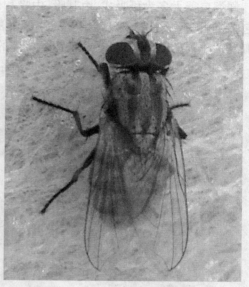

图 2-4-54　麻蝇　　　　　　　　　　　　　　图 2-4-55　家蝇

【实验方法】

1. 用放大镜观察家蝇、麻蝇、金蝇成蝇的针插标本。

2. 显微镜低倍镜下观察蝇头玻片标本,光线宜稍暗。重点观察复眼、单眼、触角和口器。注意复眼的结构及间距,单眼的数目和位置。

3. 显微镜低倍镜下观察蝇足玻片标本,光线宜稍暗。观察注意足跗节末端的爪、爪垫、爪间突及爪垫上密生的细毛。

4. 显微镜低倍镜下观察蝇翅玻片标本,蝇翅透明,光线宜稍暗。

5. 观察蝇卵的形状、颜色、大小。

6. 制作与鉴定蝇蛆(三龄)后气孔　将已固定的第三龄幼虫的后气门用刀片切下置于两载片中压紧,低倍镜下对照图谱进行鉴定,对虫种鉴别有一定的意义。

7. 观察蝇蛹形状、颜色、大小。

【实验结果】

1. 成蝇的针插标本

(1) 蝇体分小、中、大三型,体分头、胸、腹,全身披鬃毛。头部:复眼一对,口吻在头下部。

(2) 胸部:翅一对,足三对。前、后胸均退化,中胸特别发达。中胸背板上的鬃毛、斑纹,可作为分类依据。爪垫上密布细毛,并能分泌黏液,可携带病原体。

(3) 腹部:圆筒形,分节。腹部共分 10 节,外观 5 节,其他 5 节变为外生殖器。雄性外生殖器是分类的重要依据。

观察舍蝇、麻蝇、金蝇的针插标本,从体型、胸背板颜色、纵纹以及腹部背面特点进行比较,加以区别。

2. 蝇头玻片标本　复眼 1 对,颜面中央有触角 1 对,分 3 节,在第 3 节处有触角芒 1 根,大部分蝇的口器为舐吸型,由基喙,中喙和 1 对唇瓣组成,其内有许多气管样结构。

蝇类口器大多为舐吸式,由基喙、中喙和口盘组成(图 2-4-56)。基喙上有触须一对。中喙包括上唇、舌及下唇。口盘由一对半圆形的唇瓣组成,两唇瓣的中央处为蝇口。唇瓣腹面有对称排列的几丁质环,是食物流入口部的沟道。

3. 蝇足玻片标本 足多毛,末端有爪垫各 1 对,爪垫多细毛,并能分泌黏液(图 2-4-57)。

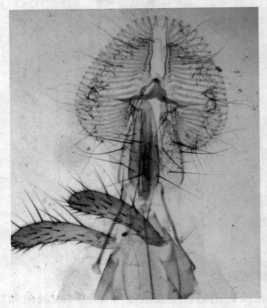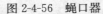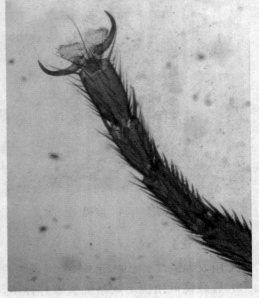

图 2-4-56 蝇口器   图 2-4-57 蝇足

4. 蝇翅玻片标本 蝇的翅脉,除前缘脉和亚前缘脉外,尚有 6 条纵脉,所有翅脉均不分支。观察时应注意第四纵脉的弯曲程度及其与第三纵脉末端的距离。

5. 蝇卵 卵白色,长约 1 毫米,长圆形,一端较大,另一端较小。

6. 蝇幼虫 幼虫多为乳白色,圆柱形,分节,头端尖细,尾端呈截断状,有后门 1 对,活幼虫能伸缩运动,运动活跃。

7. 蝇蛹 椭圆形,表面有一层硬壳,黑褐色,尾端较大,长约 5～8mm。

三、白蛉、蚤、虱、螨和其他节肢动物

【实验目的】

1. 掌握人疥螨成虫的形态特征及诊断方法。

2. 熟悉蠕形螨的形态特征及诊断方法。

3. 了解尘螨、恙螨的一般形态。

4. 了解虱的形态特征。

5. 了解医学节肢动物与疾病的关系。

【实验器材】

1. 玻片标本 白蛉、成蚤、人体虱成虫、耻阴虱成虫、头虱成虫与卵、人疥螨、尘螨、恙螨、蠕形螨。

2. 示教标本　硬蜱成虫固定标本、软蜱成虫固定标本、尘螨活体标本。

3. 检查蠕形螨用具及感染有恙螨幼虫的鸡。

【实验方法】

1. 标本室内观察示教标本:白蛉针插标本、硬蜱成虫固定标本、软蜱成虫固定标本、尘螨活体标本、活恙螨幼虫。

2. 显微镜下观察玻片标本:白蛉、成蚤、人体虱、耻阴虱、头虱、人疥螨、尘螨、恙螨、蠕形螨成蚤、人疥螨、尘螨、恙螨、蠕形螨。

3. 肉眼观察鸡体上的活恙螨幼虫的寄生状态。

4. 蠕形螨的检查

(1) 透明胶纸粘贴法:受检查者清洁脸部后,将胶纸紧紧粘贴在皮损处或鼻尖、鼻翼处,多在睡前粘贴,次晨取下镜检。

(2) 挤压或刮取法:一般是从鳞屑斑、丘疹及脓疱等损害处挤压出皮脂内容物涂片镜检。可用皮脂挤压器或用两手拇指甲在患者皮肤上相对挤压少许皮脂(以挤出白线头状皮脂为准),以刀刃将皮脂刮下,放在玻片上,加一滴植物油或液体石蜡,充分搅拌,使皮脂均匀溶于油内,镜下检查虫卵、幼虫、成虫、蜕皮及残体。一般成虫较多,雌虫比雄虫多,幼虫以及虫卵少见。

【实验结果】

1. 白蛉 *sand fly*　浅黄至棕黄色,体长约 1.5～3.5mm,体表及翅上都有细毛(图 2-4-58)。胸部向上隆起,形似驼背。翅狭长,静止时向上竖立,足细长。体分头、胸、腹三部分。头部有 1 对大而黑的复眼。口器刺吸式。雌蛉腹节末端钝圆。

2. 蚤 *flea*　体色黄褐,两侧扁平,无翅,足长善跳(图 2-4-59)。

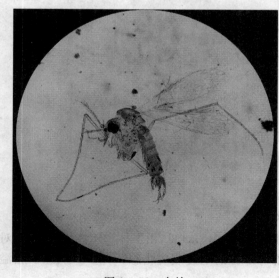

图 2-4-58　白蛉

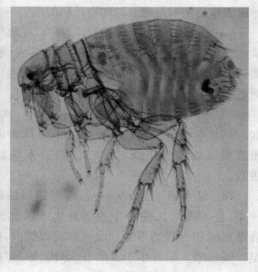

图 2-4-59　蚤

体分头、胸、腹,全身有许多向后生长的鬃和刺,有的种类有头部腹侧边缘可在背板后缘有黑色、坚硬、粗壮的扁刺排列成梳,前者称颊栉,后者称前胸栉。口器为刺吸式,无翅,足三对。

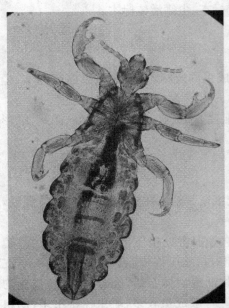

图 2-4-60 雄体虱

3. 虱 *louse*

(1) 人体虱成虫：体扁平，头呈棱形，触角短小，复眼一对，胸部足三对，粗短。每足跗节上有一坚硬弯曲的爪与胫节末端的指状相对形成抓捏器。雄虱腹部末端钝圆成"V"形（图 2-4-60），雌虱腹部末端分两叶呈"W"形。

(2) 耻阴虱成虫：体似蟹形，第 5～8 腹节侧缘具有圆锥状突起，上有刚毛，前足细小，中足和后足粗大。

(3) 头虱卵：卵圆形，白色，一端有盖，卵壳表面有黏质容易黏附在毛发或纤维上，俗称"虮"子。

4. 蜱 *tick*

(1) 硬蜱成虫：头胸腹融合为囊状体，多呈椭圆形，躯体前端为腭体，腹面四对足，背面有盾板。

(2) 软蜱成虫：腭体位于躯体前端腹面，从背面看不到，足四对，躯体背面无盾板。

5. 螨 *mite*

(1) 人疥螨 *Sarcoptes scabiei*（图 2-4-61）：成虫玻片标本虫体细小，乳白色或黄白色，呈短椭圆形，不分节，背面隆起，腹面平坦。颚体小，由须肢和螯肢组成。躯体背面有细而平行的横纹和长短不一的刚毛和针刺，体前端为腭体。足 4 对，短而粗大，雌雄成螨前两对足的末端均有长柄的爪垫（吸垫）。

(2) 恙螨 *chigger mite*（图 2-4-62）：地里纤恙螨幼虫：椭圆形、腭体由螯肢和须肢组成，躯体背面有盾板，盾板上有 5 根刚毛，1 对感觉毛（感器）背毛公式 2－8－6－6－4－2＝28，足 3 对。

(3) 尘螨 *dust mite*：成虫椭圆形，大小约 (0.2～0.5)mm×(0.1～0.4)mm，躯体表面有细密或粗皱的波状皮纹，足 4 对，跗节末端具钟形吸盘。

(4) 蠕形螨 *follicle mite*：蠕形螨属蛛形纲的种类，是一类永久性寄生虫。寄生于人体的有毛囊蠕形螨和皮脂蠕形螨。成虫外观似蠕虫，虫体很小，肉眼难见，由颚体和躯体构成，有 4 对足。蠕形螨主要寄生于人的鼻、鼻沟、额、颊部等部位的毛囊或皮脂腺，可能与毛囊炎、脂溢性皮炎、痤疮、酒渣鼻等有关。

皮脂蠕形螨成虫玻片标本(低倍镜观察，图 2-4-63)：虫体细长，呈蠕虫状，乳白色，长约 0.1～0.4mm。体分腭体、足体和末体三部分。足 4 对，粗短，体表具环状横纹，末端钝圆。

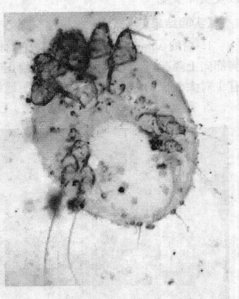

图 2-4-61 人疥螨

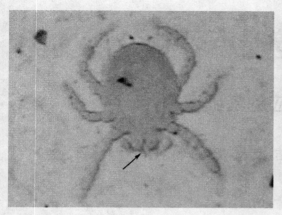
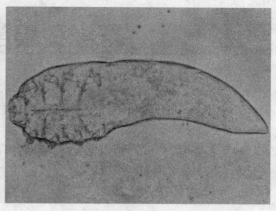

图 2-4-62　恙螨幼虫　　　　　　　　　　　　　图 2-4-63　蠕形螨成虫

【思考题】

1. 如何鉴别蛛形纲、昆虫纲的节肢动物?
2. 蚊虫传播哪些疾病? 怎样传播?
3. 蝇的哪些外形结构和生活习性在传播疾病上起重要作用?
4. 蚤、虱能传播哪些疾病?
5. 蜱主要传播哪些疾病?
6. 恙螨幼虫叮刺主要传播哪些疾病?
7. 疥螨生活史主要特点是什么? 如何诊断与防治疥疮?
8. 试述尘螨对人的主要危害。

第五章

医学免疫学基本实验

抗原-抗体反应的基础理论

一、抗原抗体结合反应的特点

(一) 特异性和交叉反应

抗原抗体结合的特异性是指抗原表位与抗体超变区结合的特异性。这种特异性如同钥匙和锁的关系。例如白喉抗毒素只能与相应的外毒素结合,而不能与破伤风外毒素结合。抗原与抗体结合的高度特异性,是应用于临床诊断的基础。一个复杂的抗原分子能刺激机体产生多种特异性抗体。若两种抗原分子有一个或数个相同的决定簇,则针对一种抗原的抗血清可与另一种抗原发生反应,此即交叉反应(cross reaction)。一般而言,多克隆抗体比单克隆抗体更易发生交叉反应。交叉反应干扰免疫学诊断。

(二) 带现象与可见性

在抗原-抗体反应中,可能出现抗原或抗体过剩的情况,由于过剩一方的结合价不能被完全占据,多呈游离的小分子复合物形式,或所形成的复合物易解离,不能被肉眼观察发现,此为带现象。如果抗体过剩即为前带现象(prozone),如果抗原过剩即为后带现象(postzone)。若抗原、抗体的数量比例合适,抗体分子的两个 Fab 段分别与两个抗原决定基结合,相互交叉连接成网格状复合体,则反应体系中基本不存在游离的抗原或抗体,此时形成肉眼可见的反应物(沉淀物或凝集物)。因此,确定反应体系中抗原、抗体的最适比例十分重要。在用沉淀反应对不同来源的抗血清进行比较后,发现抗体可按等价带范围大小分为两种类型,即较宽的抗原抗体合适比例范围的 R 型抗体(兔血清为代表、不易出现可溶性免疫复合物)和比例范围较窄的 H 型抗体(马、人等血清为代表、易形成可溶性免疫复合物)。

(三) 可逆性

抗原抗体的结合是一种动态平衡过程,抗原抗体复合物的解离取决于抗体对相应抗原的亲和力及反应条件(如离子强度、pH 等)。在一定条件下(如低 pH、高浓度盐、冻融等),抗原-抗体复合物可被解离。解离后的抗原和抗体仍保持原有理化特性和生物学活性。免疫学技术中的亲和层析法就是利用这个原理来纯化抗原或抗体。

二、抗原-抗体反应的影响因素

抗原-抗体结合过程可分为两个阶段:①抗原抗体的特异性结合阶段,此阶段反应迅速,在数秒钟至数分钟内完成,但无可见反应;②出现可见的颗粒凝集物阶段,历时数分钟至数小时。抗原-抗体反应的影响因素较多,除抗原和抗体本身的性质、活性及浓度外,还受各种实验因素的影响。通常,细菌和红细胞等颗粒抗原在悬液中带弱负电荷,周围吸引一层与之牢固结合的正离子,外面又排列一层松散的负离子层,构成一个双层离子云,稳定的双电层使得颗粒间相互排斥。当特异性抗体与相应抗原颗粒互补结合后,抗体起桥联作用,克服排斥力,使得各颗粒聚集在一起。但当抗体分子太少,不能克服各颗粒间排斥力时,则不能使颗粒聚集。因此,在凝集反应中,IgM 类抗体的作用比 IgG 类抗体要大数百倍,所以 IgG 类抗体常出现不完全反应,即不可见的抗原抗体反应。这种抗体有时又称不完全抗体。凝集试验的敏感性可随所用抗原而不同。影响凝集反应的特异性有交叉反应,抗原的自动凝集和干扰抗体等因素。某些细菌有共同抗原,因此会出现交叉反应。抗原悬液不稳定易使抗原自动凝集。凝集反应有时出现前带现象,这是由于抗体的浓度过高所致。凝集反应的前带现象也可由血清中的非特异性凝集抗体所引起。在试验过程中,为促使凝集现象的出现,可采取以下措施:增加蛋白质或电解质,降低溶液中离子强度以缩短颗粒间的距离;增加溶液的黏滞度,如加入右旋糖酐或葡聚糖等;用胰酶或神经氨酸酶处理,改变细胞的表面化学结构;以离心方法克服颗粒间的排斥等。

　　为使凝集反应的结果具有重复性,抗原的浓度、稀释剂、温育的时间需相同。监测凝集试验的性能需要阴阳对照血清、标准抗原和参考血清。测定敏感度应有高滴性和临界阴性血清对照。用盐水或缓冲液对照检查抗原是否发生非特异性凝集反应。在被动凝集试验中,未致敏的颗粒不应与实验血清起反应。为使试剂或条件的变化最小,配对血清,即急性期和恢复期血清应同时检测。判断结果时,细菌或胶乳凝集试验应在暗背景下透过强光检查。白的背景看红细胞凝集较好。

(一) 电解质

　　抗原和抗体有对应的极性基团,能相互吸附并由亲水性变为疏水性。抗原与抗体发生特异性结合后,虽由亲水胶体变为疏水胶体,若溶液中无电解质参加,仍不出现可见反应。为了促使沉淀物或凝集物的形成,常用 0.85% 氯化钠或各种缓冲液作为抗原及抗体的稀释液。由于氯化钠在水溶液中解离成 Na^+ 和 Cl^-,可分别中和胶体粒子上的电荷,使胶体粒子的电势下降。当电势降至临界电势(12~15mV)以下时,则能促使抗原抗体复合物从溶液中析出,形成可见的沉淀物或凝集物。

(二) 酸碱度

　　抗原抗体反应必须在合适的 pH 环境中进行。蛋白质具有两性电离性质,因此每种蛋白质都有固定的等电点。抗原抗体反应一般在 pH 为 6~8 进行。pH 过高或过低都将影响抗原与抗体的理化性质,例如 pH 达到或接近抗原的等电点时,即使无相应抗体存在,也会引起颗粒性抗原非特异性的凝集,造成假阳性反应。超出此范围可因影响抗原、抗体的理化性状而出现假阳性或假阴性结果。

(三) 温度

　　适当的温度可增加抗原与抗体分子碰撞的机会,加快二者结合速度。抗体-抗原反应的最适温度为 37℃。某些抗原-抗体反应有其独特的最适温度,如冷凝集素在 4℃ 左右与红细胞结合最好,20℃ 以上反而解离。此外,适当震荡或搅拌也可促进抗原-抗体分子的接触,提高结合速度。

（四）抗原和抗体的性质

抗体的特异性和亲和力是决定抗原-抗体反应的关键因素。免疫动物早期所获抗血清其亲和力一般较低，而后期所得抗血清一般亲和力较高；单克隆抗体亲和力较低，一般不适用于低灵敏度的沉淀反应和凝集反应。此外，抗原理化性质、抗原决定基多寡和种类等均可影响抗原-抗体反应。

抗原和抗体的浓度、比例对抗原-抗体反应的影响最大，是决定性因素。

实验一　凝集反应

【实验目的】

掌握凝集反应的概念、原理及操作方法。

【实验原理】

凝集反应为经典的、通用的血清学反应，系指细菌、红细胞等颗粒性抗原，或表面覆盖抗原（或抗体）的颗粒状物质（如红细胞、聚苯乙烯胶乳等），与相应抗体（或抗原）结合，在适宜的温度、电解质存在的条件下，一段时间后特异性结合成颗粒性抗原抗体复合物，出现肉眼可见的凝集物（图 2-5-1）。凝集反应中的颗粒性抗原称为凝集原（agglutinogen），抗体称为凝集素（agglutinin）。凝集试验方法具有简便、结果判断直观、敏感度较高等特点。由于抗原和相应抗体的特异性结合等特性，可用已知抗体来检查未知的抗原，亦可用已知抗原检测体液中存在的特异性抗体。可用于定性的检测，即根据凝集现象的出现与否判定结果阳性或阴性。也可进行定量检测，即将标本作一系列倍比稀释后进行反应，以出现阳性反应的最高稀释度作为滴度。

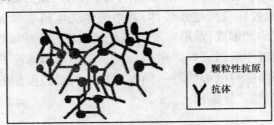

图 2-5-1　抗原抗体复合物的形成模式

根据凝集反应中是否需要载体颗粒可区分为：直接凝集反应（direct agglutination reaction）（简称凝集反应）和间接凝集反应（indirect or passive agglutination reaction）。前者是指天然颗粒性抗原与抗体直接结合而出现的凝集现象。后者是指可溶性抗原或抗体吸附于一种与免疫无关的、一定大小的不溶性颗粒（即载体颗粒）表面，然后与相应抗体或抗原作用而出现的特异性凝集反应。

一、直接凝集试验

【实验目的】

1. 掌握直接凝集反应的原理。

2. 掌握试管凝集反应中测定效价的标准和方法。

3. 熟悉与直接凝集反应有关的操作技术。

4. 熟悉肥达氏反应的原理及结果分析,熟悉其操作过程。

【实验原理】

在适宜温度、电解质等液体环境中,颗粒性抗原(细菌菌体或红细胞等)直接与相应抗体结合,出现的凝集现象,称为直接凝集反应(direct agglutination test)(图 2-5-2)。直接凝集根据器材使用的不同可分为玻片法和试管法。玻片法是一种定性的方法,多用于细菌初步鉴定,即用已知的诊断血清与培养分离的未知细菌在玻片上进行反应,用于细菌分离株的鉴定与分型,以及红细胞 ABO 血型的鉴定,具有操作简便、反应迅速、但敏感性较低等特点。试管法是一种半定量的方法,可用已知的诊断血清鉴定自患者体内分离的未知细菌,或用已知的诊断菌液测定患者血清中特异性抗体的有无及其含量。

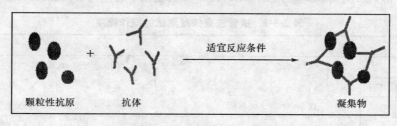

图 2-5-2　直接凝集反应的发生过程

(一) 玻片法

【实验器材】

1. 细菌　大肠埃希菌培养物、伤寒杆菌培养物。

2. 伤寒杆菌诊断血清(用生理盐水稀释成 1∶10)。

3. 玻片、毛细滴管、接种环、消毒液、无菌生理盐水、载玻片、盛消毒液的容器、记号笔、酒精灯、滴管等。

【实验方法】

1. 取载玻片 1 张,用标记笔将玻片划分为 3 区,并分别标明"①"和"②"、"③"。

2. 用毛细滴管吸取伤寒杆菌诊断血清 1～2 滴,分别加于①、②区内;再以另一支毛细滴管吸取生理盐水 1～2 滴,加于③区内。

3. 将接种环在酒精灯火焰上烧灼灭菌,冷却后取少许伤寒杆菌培养物与③区中的生理盐水混合并涂抹成均匀悬液,然后用同样方法取少许伤寒杆菌培养物与①区中的伤寒杆菌诊断血清混合并涂抹均匀。烧灼接种环,冷却后取少许大肠埃希菌培养物与②区中的伤寒杆菌诊断血清混合并涂抹成均匀悬液。静置数分钟后观察结果。

【实验结果】

如上述混合悬液由均匀混浊变为澄清透明,并出现大小不等的乳白色凝集块者即为阳性;如混合物仍呈均匀混浊状则为阴性。如肉眼观察不够清楚,可将玻片置于显微镜下用低倍镜观察。

(二) 试管法

【实验器材】

1. 伤寒杆菌 O 抗原液、1:10 伤寒患者血清。
2. 生理盐水、试管、吸管、试管架、恒温箱、1ml 刻度吸管。

【实验方法】

1. 取洁净试管 7 支,放试管架上编号,各加生理盐水 0.5ml。
2. 按表 2-5-1,取 1:10 伤寒患者血清 0.5ml 加入第 1 管,并用吸管吹吸 3 次混匀(血清稀释度为 1:20)。取第 1 管血清 0.5ml 加入第 2 管,混匀。按同样方法依次稀释至第 6 管,混匀后。从 6 号管吸取 0.5ml 弃去。第 7 管为对照管,不加血清。
3. 各管加入伤寒杆菌 O 抗原液 0.5ml,置 37℃ 恒温箱中过夜,次日观察、判断及分析结果。

表 2-5-1　试管法直接凝集试验操作程序

管号	1	2	3	4	5	6	7
NS(ml)	0.5	0.5	0.5	0.5	0.5	0.5	0.5
患者血清(ml)(1:10)	0.5	0.5	0.5	0.5	0.5	0.5　弃去　0.5	—
O抗原	0.5	0.5	0.5	0.5	0.5	0.5	0.5
血清终稀释度	1:40	1:80	1:160	1:320	1:640	1:1280	—
试验结果							

【实验结果】

观察结果时,不宜震荡和摇晃。先看第 7 管(对照管):应无凝集,悬液仍然均匀混浊,或仅有极少量菌体沉于管底呈一集中的小点;"O"抗原的凝集较紧密,呈颗粒状沉于管底。

根据其凝集物大小及液体混浊程度判断凝集程度,以"+"或"-"表示(图 2-5-3)。

++++:液体无色、清澈透明,菌体全部凝集成块于试管底部形成大片凝集物,边缘不规则。

+++:液体轻度浑浊,菌体大部分凝集而沉于管底。

++:液体中度浑浊,菌体部分凝集,试管底部有较多细小的凝集物形成。

+:液体明显浑浊,可见极少量凝集物。

-:同阴性对照管。

效价(滴度)的确定:以出现"++"凝集的最高血清稀释倍数为该血清对某抗原的凝集效价。

++++　　　　++++　　　　+++　　　　++　　　　+　　　　-

图 2-5-3　试管凝集反应后凝集物凝集程度判断示意

【注意事项】

1. 稀释血清时应准确,以防跳管。如用一支吸管稀释到底,每一试管在加入血清后用吸管吸放混匀时,每次吸入吸管的液面高度不能低于上次高度,后一试管吸入吸管的液面高度不能低于前一试管的吸入高度,以保证血清稀释浓度的准确性。

2. 抗原、抗体加入混合后要充分振摇,以增加抗原和抗体的接触机会。并注意抗原、抗体比例,以防抗体比例不恰当而导致的带现象。

【思考题】

1. 如何判断玻片法中的假阴性或假阳性?

2. 如何更客观确定试管法中的凝集物为"++",为何不采用"+++"或"+"的凝集物管作为血清效价判断标准?

二、间接凝集试验

【实验目的】

1. 掌握间接凝集反应的原理。

2. 掌握间接凝集反应中测定效价的标准和方法。

3. 初步掌握与间接凝集反应有关的操作技术。

4. 初步掌握胶乳凝集抑制试验的原理及结果分析,熟悉其操作过程。

【实验原理】

间接凝集试验(indirect agglutination test)是用人工方法将可溶性抗原(或抗体)吸附或偶联于与免疫无关的颗粒上,使之成为致敏载体颗粒,再与相应抗体(或抗原)作用,在适宜的电解质存在的条件下,出现特异性凝集现象。间接凝集试验又称被动凝集试验(passive agglutination test)。所用的与免疫无关的颗粒称为载体(carrier),如红细胞、明胶、聚苯乙烯胶乳等。将抗原(或抗体)吸附或偶联于颗粒表面的过程称致敏(sensitization)。而吸附有已知抗原或抗体的颗粒称致敏颗粒(sensitized particle)。间接凝集试验由于载体颗粒增大而提高了反应面积,使反应的敏感性较直接凝集反应高2~8倍。

间接凝集反应具有快速、敏感、操作简便、无需特殊的实验设备等特点,而且能用于抗原或抗体的测定,因此在临床检验中广为应用。如检测病原体、蛋白质等抗原物质;或细菌、病毒和寄生虫等感染后产生的抗体,如间接凝集试验或明胶颗粒凝集试验用于检测抗人类免疫缺陷病毒(HIV)抗体以诊断艾滋病等。

三、间接凝集抑制试验

【实验目的】

掌握妊娠试验的原理、操作方法与结果分析。

【实验原理】

妊娠试验的原理就是间接胶乳凝集抑制试验。聚苯乙烯胶乳颗粒具有吸附蛋白质一类生物大分子的性能,故可利用胶乳颗粒作为载体,直接吸附抗原(或抗体)成为致敏胶乳颗粒。孕妇的尿液中,绒毛膜促性腺激素(HCG)含量增高。HCG是可溶性抗原,与抗HCG抗体先作用后,再加入HCG致敏的胶乳颗粒时,将不会出现胶乳凝集现象,妊娠试验为阳性。反之非孕妇尿液中的HCG含量甚微,不足以消耗全部加入的抗HCG抗体,故抗体将与其后加入的 HCG 致敏的胶乳颗粒结合，出现凝集现象，此为妊娠试验阴性。

【实验器材】

1. HCG 致敏的胶乳颗粒、抗 HCG 抗体（兔抗人 HCG 免疫血清）。

2. 待检尿液、阳性对照尿液（已确诊为妊娠的妇女尿液）、阴性对照尿液（正常妇女尿液）。

3. 黑背景玻片、滴管、牙签。

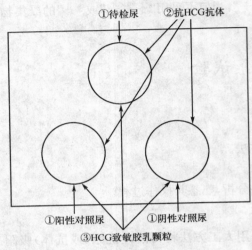

图 2-5-4　间接凝集试验操作方法

【实验方法】

1. 如图 2-5-4 所示，将黑背景玻片分为 3 格，于第一、第二和第三格内分别加待检尿、阳性对照尿和阴性对照尿各 1 滴。

2. 于每格内分别加抗 HCG 抗体 1 滴，用牙签使之充分混匀，静置 1～2 分钟。

3. 于每格内加 HCG 致敏胶乳颗粒 1 滴，用牙签使之充分混匀，连续摇动 2～3 分钟后观察结果。

【实验结果】

阳性对照尿液呈均匀浑浊乳状液；阴性对照尿液出现均匀一致的白色细小凝集物；待检尿液如为乳状液，妊娠试验为阳性，如出现细小凝集物，妊娠试验则为阴性。

【注意事项】

1. 胶乳凝集抑制试验检测 HCG 敏感度约为 2500IU/ml，最早检测阳性时间约为停经 40 天。

2. 试验器材使用前使温度接近室温（20℃左右）。试剂应保存在 4℃，切勿冻存。

3. 被检尿太混浊，需要小心过滤。尿中有蛋白及血液时，不宜进行此实验。

【思考题】

滴加诊断血清后为什么要摇匀？

实验二　沉淀反应

体外试验中，在适宜的条件下，可溶性抗原与相应抗体可以结合，当两者比例恰当时，可形成肉眼可见的白色沉淀物，这种现象称为沉淀反应。在沉淀反应中，由于参与的抗原是可溶性抗原，分子量小，在单位体积内所含的抗原量较多，因此与抗体结合的总面积大。为了使抗原和抗体的比例适宜，试验时通常稀释抗原而不是抗体，并以抗原的稀释度作为沉淀反应的效价。

沉淀反应的种类很多，可分为琼脂扩散、环状沉淀反应、絮状沉淀反应等。本实验将介绍琼脂扩散试验。该试验是利用自由扩散的原理，使可溶性抗原与相应抗体在半固体琼脂内扩散，在两者相遇，且比例适宜时，抗原与抗体结合并形成肉眼可见的白色沉淀物。琼脂扩散试验有单项和双项扩散两种基本类型。为使琼脂扩散试验检测的精确度进一步提高、或缩短时间等,可将其与电泳技术结合,便衍生出对流免疫电泳、火箭电泳、免疫电泳等多种方法。

一、单项免疫扩散试验

【实验目的】

1. 掌握单项免疫扩散试验的原理。

2. 定量检测待检抗原的剂量。

【实验原理】

单项免疫扩散试验,简称单扩,是一种定量试验。一般用已知的抗体测定未知量的抗原。将一定量的抗体与适当温度融化的琼脂混合,倾注于玻片上制备凝胶板。在琼脂凝胶层上打孔,加入孔中的抗原,可在琼脂层内均匀地向四周扩散,抗原浓度也因不断扩散而递减,当其扩散到一定位置,即在抗原与抗体比例适宜处,两者结合便会形成肉眼可见的白色沉淀环。抗原浓度越高,沉淀环直径越大,反之亦然。因此,沉淀环的直径与加入的抗原浓度成正比。因此,可先行使用不同浓度的标准化抗原进行单向扩散试验并绘制标准曲线,临床检测时便可利用标准曲线确定待检标本中的抗原浓度。单扩一般用于 IgG、IgM、IgA、C_3 和 C 反应性蛋白含量的测定。在本实验中,将介绍待检者血清中 IgG 含量的单扩测定法。

【实验器材】

1. 生理盐水、pH 7.2 PBS、精制琼脂粉。

2. 人 IgG 诊断血清、人免疫球蛋白参考血清、待检血清。

3. 三角烧瓶、载玻片、打孔器、加样器、湿盒、水浴箱。

【实验方法】

1. 称取琼脂粉 2g 置于 250ml 三角烧瓶内,加入生理盐水至 100ml,水浴煮沸将琼脂融化(琼脂的浓度为 2%),置于 56℃ 水浴保温。

2. 以 pH 7.2 的 PBS 溶液稀释人 IgG 诊断血清(稀释度依诊断血清的效价而定),置于 56℃水浴中备用。

3. 于 2%盐水琼脂中加入等量的稀释的人 IgG 诊断血清,充分混合后,制备成含一定稀释倍数抗体的琼脂,立即将 3~4ml 的琼脂倾注于载玻片上,室温下冷却凝固(琼脂层的厚度为 1~2mm)。

4. 用打孔器在琼脂板上打孔(孔径为 3mm,孔间距为 1.2~1.5cm)。

5. 以 pH 7.2 的 PBS 溶液稀释人免疫球蛋白参考血清,以倍比稀释法分别制备 5 种不同浓度(1:10~1:160)的参考血清。

6. 用加样器将不同浓度的参考血清依次加入相应的孔内,每孔加 10μl,以此结果制备标准曲线。

7. 用 pH 7.2 的 PBS 溶液将待检血清作 1:50 稀释后,加入相应的孔内,每孔 10μl。

8. 将琼脂板置于湿盒内,于 37℃ 静置 24 小时后观察结果。

【实验结果】

1. 取出琼脂板,测定各加样孔沉淀环直径(图 2-5-5)。

2. 以各浓度的人免疫球蛋白参考血清的沉淀环直径为横坐标,以相应孔中的 IgG 浓度的对数为纵坐标,绘出标准曲线。根据待检血清的沉淀环直径,从标准曲线可查得的 IgG 含量,乘以待检血清的稀释倍数,即为血清中 IgG 的实际含量。

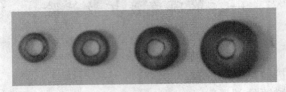

图 2-5-5　单项琼脂扩散试验结果

【注意事项】

1. 盐水琼脂中加入等量的稀释的人 IgG 诊断血清,充分混合时,切勿产生气泡。

2. 琼脂倾注于载玻片上时,动作要连贯,但要避免快速大量倾注琼脂,致使琼脂冲出载玻片,致浇板失败。

3. 打孔器插入琼脂板后,切忌抖动,避免导致琼脂与载玻片脱离,最终影响试验结果。

4. 每次加样后,均应更换吸头。

5. 每批试验均须同步绘制标准曲线。

【思考题】

单项扩散试验的命名原因是什么?

二、火箭免疫电泳试验

【实验目的】

1. 掌握火箭免疫电泳的原理。

2. 掌握火箭免疫电泳的操作技术。

【实验原理】

火箭免疫电泳则是将单项琼脂扩散与电泳技术结合在一起的方法,试验中将加入不同稀释度的标准抗原及待检品置于阴极,通电后,抗原在电场力的作用下向阳极移动,与凝胶中相应的抗体形成抗原抗体复合物,当两者比例适当时形成大的不溶性抗原抗体复合物即沉淀物,此沉淀物不再移动;未与抗体结合的抗原以及较小的可溶性复合物可穿过此沉淀继续向前移动并形成新的沉淀物,随着沉淀物越来越少,相应的沉淀带越来越窄,直至全部抗原与抗体结合,最终形成锥形沉淀,形似火箭,故名火箭免疫电泳。由于抗原受到电场的影响,其移动方向一致、速度迅速,使其成为能快速检测出微量抗原的一种定量试验。可测抗原含量达 $0.3\mu g/ml$,如采用同位素标记,敏感度提高 $40\sim60$ 倍,达 ng/ml 水平。应用范围同单项免疫扩散试验相似。在本实验中,将介绍待检者血清中甲胎蛋白(AFP)含量的火箭电泳测定法。

【实验器材】

1. 0.05mol/L pH8.6 巴比妥缓冲液。

2. 抗 AFP 诊断血清、AFP 标准品、待检血清。

3. 琼脂糖、三角烧瓶、玻璃板(100×60mm)、水浴箱、刻度吸管、打孔器、$10\mu l$ 微量加样器、电泳仪、电泳槽等、搭桥用的滤纸片。

【实验方法】

1. 制备含 AFP 诊断血清的琼脂板,凝固后备用。

2. 打孔　在琼脂糖凝胶板一侧打孔,孔径 3mm,孔距 2mm,孔距离边缘 5mm。

3. 加样　依次加入不同浓度的 AFP 标准品和待测血清,每孔 10μl。

4. 立即置电泳槽上,抗原孔置阴极端,将琼脂板两端分别用滤纸与电泳槽内的巴比妥缓冲液相连(搭桥)。电压 8~10V/cm,或电流 2~4mA/cm(宽),电泳 2~4 小时;也可在电压 2V/cm 或电流 0.5~1mA/cm(宽)条件下电泳 12~18 小时。后者峰型清晰。

5. 电泳完毕后,观察电泳板上的沉淀峰。如欲永久保留也可进行干燥、染色、处理。

【实验结果】

1. 取出琼脂板,直接测量从孔中心到峰尖的高度(图 2-5-6)。

2. 以各浓度 AFP 标准品的峰高值为横坐标,以相应孔中的 AFP 浓度的对数为纵坐标,在半对数坐标纸上绘出标准曲线。根据待检血清峰高值,从标准曲线可查得的待检品中 AFP 含量,乘以待检血清的稀释倍数,即为其血清中实际含量。

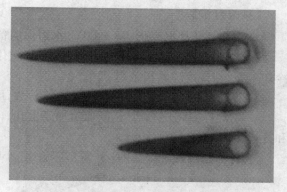

图 2-5-6　火箭电泳试验结果

【注意事项】

1. 加入抗原的一端一定要放置在电泳槽的阴极,否则将不会出现沉淀结果。

2. 搭桥时应注意滤纸片须与琼脂凝胶紧密接触,以免出现电流不均匀,导致沉淀线歪斜,不均匀等。

3. 电泳完毕,先断开电源,再取电泳版进行观察,以防触电。

4. 同时进行多块琼脂版电泳时,可适当加大电流值。

5. 如果时间允许,低电压、低电流、较长时间电泳,结果会更加清晰。

【思考题】

1. 火箭电泳的火箭峰是怎样形成的?

2. 试验中使用的抗原抗体需要进行相应的稀释处理吗?

三、双项免疫扩散试验

【实验目的】

1. 掌握用双项免疫扩散试验的原理。

2. 检测某未知的抗原或抗体。

【实验原理】

双项免疫扩散简称双扩,是一种定性试验。一般用已知的抗体或抗原测定未知的抗原或抗体。该试验是将可溶性抗原和抗体分别加入相应的孔中,加入的抗原和抗体随浓度梯度分别向四周均匀扩散。如果抗原和抗体相对应,则在两者比例适宜处形成白色沉淀线。因此,可以根据沉淀线存在的位置、形状及相互关系,对待测样本进行定性分析。双项扩散试验可用于未知抗原或抗体的鉴定、检测抗原或抗体的纯度等。不同稀释倍数的抗体与定量抗原的双项免疫扩散试验,还可以测出抗体的双项免疫扩散效价。在本实验中,将介绍甲胎球蛋白(AFP)的双扩测定法。

【实验器材】

1. 生理盐水、pH 7.2 PBS 溶液、1‰盐水琼脂。

2. 抗 AFP 诊断血清、AFP 阳性对照血清、待检血清。

3. 三角烧瓶、载玻片、打孔器、加样器、湿盒、水浴箱。

【实验方法】

1. 制备 1‰盐水琼脂,置于 60℃ 水浴保温备用。

2. 洁净的玻片置于水平台上,将 3.5ml 融化的盐水琼脂倾注于玻片上,于室温下自然冷却凝固,制备成琼脂板备用。

3. 用打孔器打 3 个孔(根据待检血清份数,可适当增加孔数),孔距 6mm。

4. 用加样器将抗 AFP 诊断血清加于上孔。下方 2 孔内,分别加入 AFP 阳性对照血清和待检血清,每孔均为 10μl。

5. 将琼脂板置于湿盒内,于 37℃ 静置 24 小时。

【实验结果】

1. 取出琼脂板,仔细观察各孔之间的沉淀线的出现及其关系(图 2-5-7)。

2. 若待检血清孔与诊断血清孔(上孔)之间有沉淀线形成,并与阳性对照血清形成的沉淀线融合,则表示待检血清中含有与阳性对照一样的成分,即 AFP 检测为阳性。如无沉淀线形成或所形成的沉淀线与阳性对照血清的沉淀线交叉没有出现任何相融合的迹象,则表明待检血清中没有与阳性对照相同的抗原,其

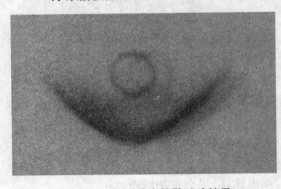

图 2-5-7　双项琼脂扩散试验结果

出现的沉淀线是由于抗原孔内有 AFP 以外的抗原,而抗体孔内有也有其相应的抗体,所形成的沉淀线与 AFP 及其抗体形成的沉淀线不可能融合,因此 AFP 检测为阴性。

【注意事项】

进行待检及标准血清的稀释时,切忌反复吹打液体,避免产生气泡。

【思考题】

双扩试验如何确定抗原抗体两者的比例?

四、对流免疫电泳

【实验目的】

1. 掌握对流免疫电泳的原理。

2. 掌握对流免疫电泳的操作技术。

【实验原理】

对流免疫电泳是将双项扩散和电泳技术结合在一起的方法。多数蛋白质抗原在碱性缓冲液(pH 8.6)中因羧基电离而带有负电荷,分子量较小的抗原在电场中自负极向正极移动。而抗体因其等电点与缓冲液 pH 相近,所带电荷较少,使得分子量比抗原大的抗体向正极移动速度较抗原慢,导致其难以克服电场中电渗力的反作用影响,最终由正极向负极移动。从而使抗原和抗体沿相反方向移动,如在两者为特异性的,则会在相遇处结合并形成沉淀线;对流免疫电泳所需时间仅 1 小时左右,比双项自由扩散的时间大为缩短,且灵敏度比双项免疫扩散试验高约数十倍。在本实验中,将介绍 AFP 的对流免疫测定法。

【实验器材】

1. 1％琼脂(0.05mol/L pH8.6 巴比妥缓冲液配制)。
2. 抗 AFP 诊断血清、AFP 标准品、阴性对照血清、待检血清。
3. 琼脂糖、三角烧瓶、玻璃板(100×60mm)、水浴箱、刻度吸管、打孔器、10μl 微量加样器、电泳仪、电泳槽等、搭桥用的滤纸片。

【实验方法】

1. 将洁净玻片置于水平台面上。取 3.5ml 融化的 1％琼脂,倾注于玻片上,于室温下冷却凝固。
2. 在一张琼脂板上可打二排孔,孔径为 3mm,孔距 6mm,行距为 5mm(图 2-5-8)。
3. 一侧孔加抗甲胎球蛋白诊断血清,另一侧孔加阳性对照和待检血清(图 2-5-8)。
4. 将已加样的琼脂板置于电泳槽内,将抗原孔侧置阴极端,抗体孔侧置阳极端。将琼脂板两端分别用滤纸与电泳槽内的巴比妥缓冲液相连(搭桥)。接通电源,控制电流在 4mA/cm 板宽,6～10v/cm 板长。电泳约 1 小时。

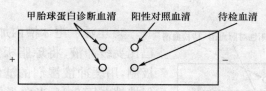

图 2-5-8　对流免疫加样示意图

【实验结果】

在待检血清孔与抗 AFP 诊断血清孔之间出现白色沉淀线,并且该沉淀线与阳性对照血清所形成的沉淀线相似,为阳性(图 2-5-9)。

五、免 疫 电 泳

【实验目的】

1. 了解免疫电泳的原理。
2. 了解免疫电泳的操作技术。

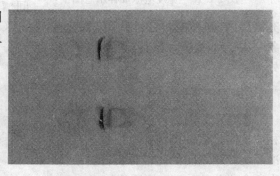

图 2-5-9　对流免疫电泳试验结果

【实验原理】

免疫电泳是将区带电泳与双扩相结合的一种免疫技术。操作时先将标准品在琼脂凝胶中进行电泳，由于不同的抗原成分的分子量、所带电荷及分子构型的差异，导致在电场作用下的移动速度不同，而分别移动到不同部位形成不同区带。然后与电泳方向平行，挖一小槽，加入含相应抗体的免疫血清，与已分离的各抗原成分在琼脂内作双项免疫扩散，各区带蛋白在相应位置与抗体形成沉淀弧。此沉淀弧的位置、数量和形态即为阳性标准。如同时在小槽的另一侧加入待检样品同时检测，通过与阳性对照的比对，便可分析待检样品中所含抗原成分及其性质。

虽然本法分辨率较高，可同时鉴定混合抗原中的各个组分，但其分辨率也受很多因素的影响，因此高质量的免疫电泳，可分出人血清中20～30种抗原成分。在本实验中，将以鉴定待检血清蛋白纯度为例介绍免疫电泳法。

【实验器材】

1. 1.2％琼脂（0.05mol/L pH8.6 巴比妥缓冲液配制）。

2. 兔抗人全血清、待检血清、正常人血清。

3. 琼脂糖、三角烧瓶、玻璃板（100×60mm）、水浴箱、刻度吸管、打孔器、10μl 微量加样器、电泳仪、电泳槽等、搭桥用的滤纸片、挖槽刀、湿盒、恒温箱。

【实验方法】

1. 琼脂板制备　将洁净玻片置于水平台上，用吸管吸3.5ml已融化的1.2％琼脂加于载玻片上，待凝固后按图2-5-10所示打孔，中间槽可用两片间隔为1.5～2mm的刀片划制。槽内琼脂暂不挑出。

2. 加样　将待检者和正常人血清各10μl分别加入两个样品孔中（图2-5-10）。为便于观察样品泳动位置可在血清中加微量氨基黑染液，使白蛋白着色，以便观察白蛋白电泳位置。

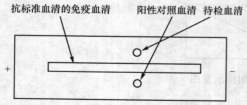

图 2-5-10　免疫电泳加样示意图

3. 电泳　电泳槽内加入 0.05mol/L pH 8.6 巴比妥缓冲液，将琼脂板置于其上，样品靠近阴极侧，用缓冲液湿润的滤纸搭桥进行电泳，一般保持端电压80V，当白蛋白泳动至距槽端1.0cm时，可终止电泳（约需1.5小时）。

4. 双扩散　电泳完毕，取出琼脂板，挑出中间槽内琼脂，用毛细滴管加入抗人全血清，使之充满槽内，勿外溢。将板平放于湿盒内，置37℃温箱进行双扩。8小时及24小时各观察现象一次。如需永久保存，可染色干燥处理。

【实验结果】

观察已分离的各血清抗原成分与相应抗体形成的沉淀弧。根据其与标准品沉淀线之间的比较分析待测血清中所含成分的种类和性质（图2-5-11）。

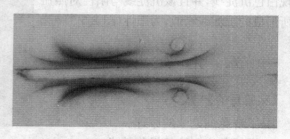

图 2-5-11　免疫电泳试验结果

实验三 免疫细胞功能的检测

免疫细胞是指参与免疫应答或与免疫应答有关的细胞,主要包括淋巴细胞、单核细胞-巨噬细胞、树突状细胞、各种粒细胞、红细胞和肥大细胞等。免疫细胞功能测定是免疫缺陷病诊断的主要依据,也是探讨免疫细胞在参与机体多种疾病的发病机制、疗效判断、免疫治疗及预后的重要依据。T 细胞功能的检测主要有 E 花环形成试验和淋巴细胞转化试验,B 细胞功能的检测有溶血空斑试验。

一、E 花环形成试验

人类 T 淋巴细胞表面具有绵羊红细胞(SRBC)的受体,SRBC 能黏附于 T 细胞周围,形成玫瑰花环样的细胞团,称为 E 花环,形成 E 花环的细胞也称为红细胞花环形成细胞(ER-FC)。

【实验目的】

1. 观察玫瑰花环现象。

2. 掌握 E 玫瑰花环形成原理和意义。

【实验原理】

通过花环形成检查 T 细胞的方法,称为 E 花环形成试验。其试验方法有两种,不经 4℃低温作用,短时间形成的玫瑰花环,称活性玫瑰花环(Ea-RFC)。而在 4℃下较长时间作用形成的玫瑰花结,是由全部 T 细胞与 SRBC 结合形成的,称总玫瑰花环(ET-RFC)。

【实验器材】

1. 肝素溶液、绵羊红细胞悬液、无钙镁 Hanks 液。

2. Alsever 红细胞保存液、小牛血清、0.8％戊二醛。

3. 试管、玻片、离心管、吸管、离心机。

【实验方法】

(一) 总玫瑰花环试验

1. 取 2ml 肝素抗凝血,加 4ml pH 7.2～7.4 不含钙镁的 Hanks 液,混匀。

2. 取小试管,加入淋巴细胞分离液 2ml,然后将已稀释的血液用毛细吸管轻轻加在分离液上,务必使分离液与血液的交界面清晰。加完后,立即在水平离心机中以 2000r/min 离心 20 分钟,以尖吸管吸取血浆与分层液界面处的淋巴与单核细胞层,置于另一试管中,加 Hanks 液以 1000r/min 离心 10 分钟,洗细胞两次。

3. 吸取用 Hanks 液稀释的淋巴细胞 0.1ml,加入 0.04％甲紫和 1％冰醋酸稀释液 0.3ml,进行细胞计数,计数采用白细胞计数时所用四个大方格,每个大方格包括 16 个小方格,计完后按下列公式计算每 ml 中含淋巴细胞数。

$$每毫升含淋巴细胞数＝四大格淋巴细胞数×10000。$$

4. 待细胞第三次洗完后,按计数配成 0.1ml 含 30 万个的淋巴细胞。按淋巴细胞与 SRBC 1∶60 之比混合,即取 0.1ml 含 1800 万个 SRBC 与之相混,并加入 0.05ml 灭活小牛血清。混匀后,置 37℃水浴箱中预温 10 分钟,取出以 1000r/min 低速离心 5 分钟,然后放 4℃冰箱 2 小时。

5. 自冰箱中取出离心管旋转,使沉淀的细胞重新悬浮,并以尖吸管轻轻吹打,再加入 0.1ml pH7.2～7.4 新配制的 0.8％的戊二醛溶液,轻轻摇匀,放 4℃冰箱固定 15 分钟。

6. 取洁净玻片两张,将固定好的细胞悬液全部滴在两张玻片上,并均匀涂开,放于阴凉处晾干,将姬—瑞氏染液加于玻片上,染色 1～2 分钟,再滴以等量的双蒸水 3～5 分钟后用水冲洗,干后镜检。

(二) 活性玫瑰花环试验

1. 按淋巴细胞与 SRBC 1∶20 的比例配成细胞悬液。

2. 取 0.1ml 上述已配制好的淋巴细胞悬液放入小试管中,加入 0.1ml SRBC,再加入 0.05ml 灭活小牛血清,混匀后,立即以 500r/min 离心 5 分钟。

3. 离心后,轻轻旋转试管悬起细胞,经固定、涂片染色后镜检。

【实验结果】

油镜下计数 200 个淋巴细胞(包括玫瑰花环阳性细胞,淋巴细胞周围围绕 3 个或 3 个以上 SRBC 者为玫瑰花环阳性细胞),算出玫瑰花环阳性细胞(彩图 43)百分率。总玫瑰花环试验正常值为 50％～80％;活性玫瑰花环试验正常值为 20％～30％。

二、淋巴细胞转化试验

体外培养的 T 淋巴细胞在植物凝集素(PHA)、刀豆蛋白 A(ConA)等非特异性有丝分裂原的刺激下,DNA 和蛋白质合成增加,T 细胞的形态亦发生变化,称为淋巴细胞转化试验。根据所测定的内容不同,淋巴细胞转化试验有形态学检测方法和同位素检测方法。

(一) 形态学检测法

【实验目的】

1. 掌握淋巴细胞转化试验形态学方法的原理和意义。
2. 了解形态学方法的操作过程。

【实验原理】

在体外,将淋巴细胞与 PHA 共同培养一定时间后,取淋巴细胞并对其染色。在显微镜下计数 100～200 个淋巴细胞中已发生转化的细胞,并计算转化率。转化率的高低可反映机体的细胞免疫水平,是检测细胞免疫功能的指标之一。

【实验器材】

1. 肝素抗凝血。
2. RPMI 1640 培养液(含 20％小牛血清、100U 青霉素和 100μg/ml 链霉素 pH 7.2～7.4)。
3. PHA(以 RPMI 1640 培养液稀释,浓度为 500～2000μg/ml)。
4. 瑞氏染液、离心机、CO_2 培养箱、显微镜、培养瓶等。

【实验方法】

1. 制备淋巴细胞,将其混悬于 RPMI 1640 培养液内,调整细胞浓度至 2×10^6 细胞/ml。

2. 将 PHA 溶液加入淋巴细胞悬液内(PHA 的最适浓度为 $50\sim200\mu g/ml$),另改个加 PHA 的对照。

3. 于 $5\%CO_2$、$37^\circ C$ 培养 24 小时。

4. 将细胞培养物离心 1500 转/分,10 分钟,取压积细胞,滴加于载玻片上,制成细胞涂片。

5. 经瑞氏染色后,在油镜下观察和计数。

【实验结果】

在镜下可观察到的细胞有成熟淋巴细胞、淋巴母细胞、过渡型淋巴母细胞及核分裂型细胞。

1. **成熟的小淋巴细胞**　与未培养的小淋巴细胞一样为 $6\sim8\mu m$,核染色致密,无核仁,核与胞浆比例大,胞浆染色为轻度嗜碱性。

2. **过渡型淋巴细胞**　比小淋巴细胞大,约 $10\sim20\mu m$,核染色致密,但出现核仁,此为与成熟小淋巴细胞鉴别要点。

3. **淋巴母细胞(彩图 45)**　细胞体积增大,约 $20\sim30\mu m$,形态不整齐,常有小突起,核变大,核质染色疏散,有明显核仁 $1\sim2$ 个,胞浆变宽,常出现胞浆空泡。

4. **核分裂型细胞**　核呈有丝分裂,可见许多成对堆积或散在的染色体。

计数 200 个淋巴细胞,计算其中转化的淋巴细胞(包括淋巴母细胞、过渡型淋巴母细胞和核分裂型细胞)百分率。计算公式:

$$淋巴细胞转化率 = \frac{转化淋巴细胞}{转化淋巴细胞 + 未转化淋巴细胞} \times 100\%$$

正常情况下,淋巴细胞转化率 $60\%\sim80\%$,$50\%\sim60\%$ 为偏低,50% 以下则为降低。

【注意事项】

1. 本实验要求严格无菌操作。

2. PHA 的加入量要适当,过多或过少都会影响结果。

【思考题】

1. T 细胞在何种情况下能发生转化现象?

2. 观察到淋巴母细胞说明什么问题? 如何用免疫学理论进行解释?

(二) 同位素检测法

【实验目的】

1. 了解淋巴细胞转化的同位素检测法的原理。

2. 了解同位素法的操作过程。

【实验原理】

T 细胞在 PHA 刺激下转化为淋巴母细胞,DNA 合成增加,在培养液内加入氚(^{3}H)标记的胸腺嘧啶核苷(^{3}H$-$TdR),^{3}H$-$TdR 则被作为合成 DNA 的原料而被摄入细胞内,掺入到新合成的 DNA 中。根据掺入的多少可推测细胞的增殖程度。掺入到细胞内 ^{3}H 的量可经液相闪烁测定法测定,记录每分钟脉冲数(cpm)。

【实验器材】

1. 肝素抗凝血、RPMI 1640 培养液、PHA、^{3}H-TdR、闪烁液。

2. 49 型玻璃纤维滤纸、96-孔细胞培养板、CO_2 培养箱。

3. 细胞收集器、真空泵、闪烁杯、β-液相闪烁计数仪、温箱。

【实验方法】

1. 制备 T 淋巴细胞,并将细胞混悬于 RPMI 1640 培养液内,调整细胞浓度至 2×10^6/ml。

2. 将细胞加入细胞培养板内,每孔 $100\mu l$。每份样品加 6 孔。

3. 实验组每份样品的 3 个孔内每孔加入 $100\mu l$ PHA,对照组 3 个孔加入 $100\mu l$ RPMI 1640 培养液。

4. 于 5%CO_2、37℃培养淋巴细胞 56 小时后,于每孔内加入 $1uCi^3H-TdR$,继续培养 16 小时。

5. 用细胞收集器将淋巴细胞收集于圆形玻璃纤维滤纸(直径为 24mm)上,将滤纸置于温箱内烘干。

6. 将滤纸置于闪烁杯内,并加入闪烁液(5ml/杯)。

7. 用 β-液相闪烁计数仪测定每杯样品的 cpm 值。

【实验结果】

计算 PHA 组和对照组的平均 cpm 值,然后根据以下公式计算刺激指数(SI)。

$$SI = PHA 刺激组的 cpm 均值/对照组的 cpm 均值$$

一般认为 SI 值应大于 2。

【注意事项】

1. PHA 的加入量要适当,过多或过少都会影响结果。

2. 注意防护,防止放射性核素的污染。

【思考题】

同位素检测法有何优缺点?

三、溶血空斑技术

B 细胞的主要功能是产生各类抗体。对血清中各类抗体水平的检测实际是对 B 细胞的功能进行测定。溶血空斑技术是体外检测 B 细胞功能的一种技术。本节介绍琼脂平板溶血空斑试验。

【实验目的】

1. 掌握溶血空斑技术的原理。

2. 熟悉溶血空斑技术的操作过程。

【实验原理】

溶血空斑试验是体外检测单个抗体形成细胞(B 淋巴细胞)的一种方法,把绵羊红细胞

(SRBC)免疫过的小鼠脾脏制成细胞悬液,与一定量的 SRBC 结合,在 37℃作用下,免疫活性淋巴细胞能释放出溶血素,在补体的参与下,使抗体形成细胞周围的 SRBC 溶解,从而在每一个抗体形成细胞周围,形成肉眼可见的溶血空斑。每个空斑表示一个抗体形成细胞,空斑大小表示抗体生成细胞产生抗体的多少。可用做判定免疫功能的指标,观察免疫应答的动力学变化,并可进行抗体种类及亚类的研究。

【实验器材】

1. 玻璃平皿(7cm×1.5cm)、1ml 注射器。

2. 水浴箱(47~49℃)。

3. pH 7.2 Hanks 液。

4. 18~25g 昆明系小鼠。

5. 胎牛血清(56℃、30 分钟灭活,并经羊红细胞吸收)。

6. SRBC 悬液 取无菌脱纤绵羊血,用灭菌生理盐水或磷酸盐缓冲盐水溶液(PBS)洗 3 次,每次 2000 转/分离心 5 分钟,最后取压积红细胞,悬于灭菌 pH 7.2 Hanks 液中,使成为 20%浓度,经细胞计数后,调整细胞浓度为 $2.00×10^9$ 个/ml。

7. 琼脂或琼脂糖(表层基 0.7%,底层基 1.4%,以 Hanks 液配制)。

8. 右旋糖酐(分子量 50 万,用蒸馏水配制 10mg/ml)。右旋糖酐是一种多盐基水溶性物质。因为琼脂中所含半乳聚糖链上的硫酸酯基团有抗补体活性,右旋糖酐能和它结合使之沉淀,因而消除琼脂的抗补体活性。如用琼脂糖,则无须用本试剂。

9. 补体为新鲜豚鼠血清(用前经靶细胞吸收,方法是将 1ml 压积羊红细胞加于 20ml 补体中,置 4℃ 20 分钟,离心取上清,用 Hanks 液 1:10 稀释)。

【实验方法】

1. 将溶化的底层琼脂倾注平皿内,成一薄层,令其凝固,备用。

2. 将每管含 2ml 表层基的试管加热溶化后,置水浴(47~49℃)内保温。

3. 免疫小鼠脾悬液的制备 选取体重 25g 左右的纯系小鼠,无菌操作向腹腔脉注射 SRBC $4×10^8$个。将免疫后第四天的小鼠拉颈处死,解剖取出脾脏,用 Hanks 液漂洗后,去掉结缔组织,加入适量的 Hanks 液,用弯头镊子挤压脾细胞,稍静置,吸上清液至离心管中,1500 转/分离心 5 分钟,弃上清后,定量加入 Hanks 液,混匀,按白细胞计数法计算脾细胞数,最后用 Hanks 液调整细胞数至 $1.0×10^7$个/ml,一般每只鼠脾脏细胞数为(1~1.5)$×10^8$。

4. 试验平皿的制备 将底层平皿和所有试剂(除脾细胞悬液外)预温 40℃左右。于水浴内保温的表层基中加入以下试剂:胎牛血清、右旋糖酐(琼脂糖基不加本试剂)、20% SRBC悬液、脾细胞悬液[(5~10)$×10^6$细胞/ml]各 0.1ml。充分混匀,倾注于含有底层之平皿内。避免倾入气泡。在水平台上令表层基铺平。凝固后置于 37℃温育 1 小时。

5. 加补体 从温箱中取出平皿,每皿加入 1:30 稀释的新鲜豚鼠血清 1.5ml(如未加 DEAE-右旋糖酐,则加原血清或 1:5 稀释的新鲜血清 1.5ml),继续放 37℃温箱中温育 30 分钟后取出,观察溶血空斑。也可在室温下放置 1 小时,4℃冰箱过夜,翌日观察结果。如需保存,可加入用生理盐水溶液或 PBS 溶液配制的 0.25%戊二醛溶液 6ml 进行固定。

【实验结果】

观察时,将平皿对着光亮处,用肉眼或放大镜观察每个溶血空斑的溶血状况,并记录整个平皿中的空斑数,同时求出每百万个脾细胞内含空斑形成细胞的平均数。对模糊不清的空斑可在低倍镜下检查,真正的溶血空斑必须中心有一个淋巴细胞,周围为透明区。

【注意事项】

1. 所有玻璃器皿和各种试剂在加入表层基前均需预温。且表层基必须置 47~49℃水浴融态保温。如温度过高会导致 SRBC 溶血或所加入脾细胞的死亡;温度过低则在操作过程中琼脂发生凝固,影响上层琼脂平板的制备。

2. 离体的脾细胞应始终不离冰浴,以防细胞死亡。

3. 当各种试剂加入表层基后,应与其迅速充分混匀,然后立即倾倒于底层琼脂上,并避免倾入气泡;加入的补体应均匀覆盖于表层琼脂上。

4. 制备底层平皿和试验平皿时,均须将平皿置于水平台上,以保证琼脂面铺平。

5. SRBC 应新鲜。

【思考题】

溶血空斑是如何形成的?

实验四　豚鼠过敏试验

豚鼠过敏试验属于Ⅰ型超敏反应,是一个经典的动物过敏性休克试验。此型过敏反应发生迅速,又称速发型变态反应,具有严格的特异性以及明显的个体差异特点。过敏反应过程中肥大细胞、嗜碱性粒细胞等细胞释放多种血管活性介质,作用于效应器官,引起特有症状。本实验主要观察豚鼠的过敏反应现象,重复性好、稳定、过敏现象明显,方法简单。

【实验目的】

1. 掌握Ⅰ型超敏反应的机制、临床表现及特点。

2. 了解豚鼠实验性过敏性休克的方法及结果观察。

【实验原理】

豚鼠过敏反应属Ⅰ型超敏反应,与人类的青霉素和异种血清所引起的过敏性休克类似。先给豚鼠注射变应原马血清蛋白,过一定时间,变应原刺激动物浆细胞产生 IgE 类抗体,此抗体的 Fc 段与肥大细胞或嗜碱性粒细胞表面的 FcεR 结合,使得 IgE 吸附在这些细胞的表面,这是致敏阶段。当相同的较大量变应原再次进入致敏机体时,即可与吸附在这些细胞表面的 IgE 结合,引起一系列反应,使这些细胞释放组胺、缓激肽、慢反应物等生物活性介质,作用于效应器官,引起Ⅰ型过敏反应的发作,即发敏阶段。组胺是一个主要的生物活性介质,它的迅速释放能扩张小血管和增加毛细血管通透性、刺激平滑肌收缩、促进黏膜腺体分泌增加,导致血压下降、呼吸困难等,甚至引起过敏性休克或死亡。

【实验器材】

1. 健康豚鼠(体重 200 克左右)3 只。

2. 正常马血清、生理盐水溶液、鸡蛋清。

3. 无菌注射器、针头、乙醇棉球、解剖用具。

【实验方法】

1. 致敏注射　取 3 只豚鼠,以甲、乙、丙编号,其中甲、乙两只经腹腔或皮下注射 1∶10

马血清 0.1ml,丙注射 0.1ml 生理盐水作为对照。

2. 发敏注射　两周后,固定好豚鼠,找到心尖搏动处,用碘酒、乙醇依次消毒后,甲豚鼠心脏注射鸡蛋清 1～2ml,乙、丙两只豚鼠经心脏注入马血清 1～2ml。

3. 注射后数分钟内密切观察动物状态及反应现象。

【实验结果】

1. 乙豚鼠发生超敏反应,注射后数分钟,动物出现兴奋、不安、躁动、鼻翼翕动、前爪搔鼻、耸毛、咳嗽等现象,继而发生气急及呼吸困难、站立不稳、痉挛性跳跃、大小便失禁、倒地挣扎而死。解剖见肺脏极度气肿,胀满整个胸腔,这是支气管平滑肌痉挛的结果。

2. 甲、丙豚鼠均不出现过敏症状。

【注意事项】

1. 心脏内注射时,要固定好动物,以避免划破心脏。

2. 当看见到注射器内有回血时再注入变应原。

【思考题】

1. 本试验中甲、丙两只豚鼠和乙豚鼠为什么会出现完全不同的反应现象?

2. 过敏是如何发生的?

实验五　免疫标记技术

为提高抗原抗体检测的敏感性,将已知的抗原或抗体标记上易显示的物质,这些标记物不影响抗原或抗体的免疫学活性及理化活性,且微量情况下即可被检测到,因此通过对标记物的检测,便可以间接地对微量的抗原或抗体进行定性、定量及定位的测定。从而极大提高实验的敏感性和精确度。常用的标记物有酶、荧光素、放射性同位素、胶体金等。本试验中主要介绍酶联免疫标记技术,胶体金标记技术。

一、酶联免疫吸附试验

酶联免疫吸附试验(enzyme linked immunosorbent assay,ELISA)是免疫酶分析技术(enzyme immunosorbent assay,EIA)中应用最为广泛的一种检测方法。EIA 是将抗原和抗体之间的特异性反应和酶促反应相结合而建立的一种检测技术。用化学方法使酶与抗体(或抗原)交联后(称为酶标抗体或酶标抗原),既不改变抗体(或抗原)的特异性,也不影响酶本身的酶活性。当酶的底物存在时,即催化底物的水解、氧化或还原,生成有色物质。显色的深浅与抗体(或抗原)的量成正比,故可借助显色反应对抗体(或抗原)进行定性或定量分析。试验方法类型很多,如双抗体夹心法、间接法、竞争法等。由于酶免疫测定无需特殊的仪器和试剂,且操作简便,利于普及。因此在免疫标记技术中,该法的应用最为广泛。并应运而生了许多改良的方法。如生物素-亲和素放大系统,斑点免疫渗滤试验等。ELISA技术已用于多种传染病及自身免疫病的诊断、激素和免疫球蛋白的定量分析等。本试验以ELISA 的双抗体夹心法检测待检者血清 IgE 为例介绍酶免疫标记技术。

【实验目的】

掌握 ELISA 法的实验原理和检测的实验步骤。

【实验原理】

在 ELISA,常用的酶是辣根过氧化物酶(horseradish peroxidase,HRP),底物为 H_2O_2,供氢体为邻苯二胺(o-phenylenediamine,OPD)。在 HRP 的催化下,H_2O_2 被还原为 H_2O,OPD 因失去氢而转变为棕色的氧化型 OPD。

【实验器材】

1. 包被液 pH 9.6 的 0.05mol/L 碳酸盐缓冲液。

2. 洗液 pH 7.4 的 0.02mol/L PBS-Tweem-20。

3. 标本稀释液 含 100ml/L 小牛血清的 pH 7.4 PBS-Tweem-20。

4. 底物稀释液 pH4.0 的 0.018mol/L 的磷酸柠檬酸缓冲液。

5. 兔抗人 IgE 抗体、人 IgE 标准品、HRP 标记羊抗人 IgE 抗体。

6. OPD、30% H_2O_2、2mol/L H_2SO_4、吸水纸、酶标仪。

【实验方法】

双抗体夹心法

1. 包被 用包被液将兔抗人 IgE 抗体稀释成 $10\mu g/ml$,加入酶标板内,每孔加 $200\mu l$。置 4℃过夜。

2. 取出酶标板,甩掉孔内液体,每孔加洗液 $200\mu l$,静置 3 分钟,拍干(在实验台上铺垫几层吸水纸,酶标板朝下用力拍几次),重复 3 次。

3. 以标本稀释液将待检血清作 1:20 稀释;将人 IgE 稀释成不同浓度的 IgE 标准工作液。然后加入酶标板内,每孔加 $200\mu l$。置于湿盒,37℃ 1.5 小时。按步骤 2 洗酶标板 3 次,拍干。

4. 根据效价以标本稀释液将 HRP 标记羊抗人 IgE 作适当稀释,加入酶标板,每孔 $200\mu l$,置于湿盒,37℃ 1.5 小时。按上述方法洗酶标板 3 次,拍干。

5. 取适量的 OPD 和 H_2O_2,溶于底物稀释液。每 10ml 底物稀释液内加 4mgOPD、$15\mu l$ H_2O_2。将底物液加入酶标板,每孔 $200\mu l$ 新鲜配制的底物溶液,置于湿盒,37℃ 30 分钟(底物液须在临用前配制)。

6. 每孔加入 $50\mu l$ 2mol/L H_2SO_4,以终止反应。

【实验结果】

用酶标仪测定各孔的 OD 值(波长为 492nm)。

以标准物的浓度为横坐标(对数坐标),OD 值为纵坐标(普通坐标),在半对数坐标纸上绘出标准曲线,根据样品的 OD 值由标准曲线查出相应的浓度;再乘以稀释倍数;或用标准物的浓度与 OD 值计算出标准曲线的直线回归方程式,将样品的 OD 值代入方程式,计算出样品浓度,再乘以稀释倍数,即为样品的实际浓度。

二、斑点免疫层析试验

斑点免疫层析试验是免疫胶体金标记技术(immunologic colloidal gold signature,ICS)中一种敏感度高,操作简单,时间短的试验。胶体金是分散相粒子的金溶液,经凝聚法制成的金溶胶颗粒表面带有较多的电荷,能吸附抗体并进一步形成金标记的抗体。本试验以检测人尿液中绒毛膜促性腺激素（human chorionic gonadotropin，HCG）为例介绍 ICS 试验法。

【实验目的】

1. 了解胶体金标记免疫层析试验的实验原理。
2. 掌握胶体金标记免疫层析试验的操作步骤。

【实验原理】

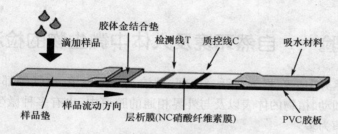

图 2-5-12　金标记免疫层析试验的实验原理

如图 2-5-12 所示，试纸条两端分别为吸水性材料，随样品流动方向，依次为橘黄色胶体金结合垫（为胶体金标记的抗 HCG 特异性抗体）、检测线（包被有 HCG 抗原相应的抗体）和质控线（包被有对应的抗 IgG 抗体，即二抗）。测试时将样品垫处浸入待检尿液中，通过吸水材料的虹吸作用吸引标本液随样品流动方向向前移动，经过结合垫时如标本中有与胶体金标记的抗体相适应的抗原，两者即结合，胶体金颗粒发生聚集变为红色；反之，则不发生变化。过剩的胶体金标记的抗体继续向前，与对照区的二抗结合，出现红色质控条带。

【实验器材】

1. 试管。
2. 早早孕胶体金检测试纸。

【实验方法】

1. 取用尿杯，留取尿样，取出检测试纸条。
2. 把检测试纸条有 MAX 标志的一端插入尿杯中（插入深度不得超过 MAX 标志线）10秒后，取出平放。
3. 3 分钟后观察结果，10 分钟后观察无效。

【实验结果】

结果判定：

1. 阳性　在质控区（C）和检测区（T）各出现一条紫红线，表示已怀孕。
2. 阴性　仅在质控区（C）出现一条紫红线，表示没有怀孕。
3. 无效　质控区（C）无紫红线出现，说明检测失败或无效，须重新测试。

【思考题】

为什么质控带没有出现红色表明检测失败或试纸失效？

第三篇 综合性实验

第六章 综合性实验项目

实验一 自然环境及人体中微生物的检测

微生物在自然界中分布极为广泛,江、河、湖泊、海洋、土壤、空气等都存在数量不等的微生物。在人类和动、植物的体表以及与外界相通的腔道中,也有多种微生物存在,其中以细菌、真菌、放线菌为多。

微生物不仅种类多,分布广泛,其作用也是多种多样。它们大多数对人类是无害的,甚至是必需的。也有少部分微生物具有致病性,引起人类或动、植物病害。因此,在微生物学实验中必须严格遵守实验规则,掌握无菌操作技术,建立起无菌操作的概念。

【实验目的】

1. 初步了解周围环境中微生物的分布状况。
2. 理解消毒、灭菌及无菌操作的重要意义。
3. 掌握水中、空气中、人体中微生物的检测方法。

【实验原理】

在我们生活的周围环境中存在着大量的种类繁多的微生物。它们很细小,无法用肉眼直接观察。如果将这些微生物通过某些方法接种到适合于其生长的固体培养基中,在适宜的温度下培养一段时间即可出现肉眼可见的菌落,我们可以通过观察和计数培养基中的菌落数来了解环境中的微生物的种类和数量。

【实验器材】

1. 检测物 池塘水、自来水、土壤。
2. 培养基 普通琼脂平板、庖肉培养基、血琼脂平板。
3. 器皿 无菌滴管、无菌试管、镊子、酒精灯、接种环、试管架。
4. 其他材料 2%碘酒棉球、75%乙醇棉球、生理盐水溶液。

【实验方法】

1. 空气中细菌的检查

(1)取普通琼脂平板1个,在平皿底部做好标记。在实验室内把皿盖打开,暴露于空气中,让空气中含微生物的尘埃或者微粒以沉降法自然接种到培养基表面,10分钟后把皿盖盖好。

(2)另取普通琼脂平板1个,做好标记;放入接种罩内(经过紫外线照射)把皿盖打开暴露10分钟,然后把皿盖盖好。

（3）把上述普通琼脂平板放 37℃ 温箱中培养 18～24 小时后观察有无细菌生长，并比较两个平板上菌落的多少，将结果填入实验报告。

2. 水中细菌的检查

（1）用酒精灯烧灼自来水管口约 1 分钟，然后打开水龙头放水约 2min，用无菌试管以无菌操作取自来水标本 2ml 左右。

（2）用一支无菌滴管自无菌试管中取自来水，滴于普通琼脂平板 1 滴，然后用接种环以分区划线法划开。

（3）再用一支无菌滴管取池塘水滴于普通琼脂平板 1 滴，同样用接种环以分区划线法划开。

（4）把上述普通琼脂平板放 37℃ 温箱中培养 18～24 小时后取出，观察有无细菌生长，并比较两个平板上菌落的多少，将结果填入实验报告。

3. 土壤中细菌的检查

（1）取少量土壤置于无菌生理盐水管中，制成悬液。

（2）取适量土壤悬液接种于庖肉培养基中，水浴加热 80℃ 20 分钟（以杀灭无芽孢的细菌）。

（3）用无菌滴管吸取土壤悬液在普通琼脂平板表面上滴加 1～2 滴，然后用接种环以分区划线法划开。

（4）把接种好的庖肉培养基和普通琼脂平板放入 37℃ 温箱内，培养 18～24 小时后，取出观察有无细菌生长并注意其生长情况，将结果填入实验报告。

4. 手和咽喉中细菌的检查

（1）手的细菌检查：打开皿盖，将未消毒的手指直接在普通琼脂平板表面进行涂抹，然后用碘酒棉球擦拭手指，用乙醇棉球脱碘，把消毒后的手指按上法于另一半普通琼脂平板上进行涂抹，盖上皿盖。

（2）咽喉中的细菌检查：取一血琼脂平板，打开皿盖，在距离培养基约 10cm 处对着琼脂表面张口大声用力咳嗽 3～5 次以后，盖好皿盖。

将已接种好的普通琼脂平板和血琼脂平板放入 37℃ 温箱内培养 18～24 小时取出观察结果。挑取外形不同的菌落涂片做革兰染色，观察其形态特点及染色性，并将结果填入实验报告。

【注意事项】

1. 本实验对各种环境中微生物的检测方法均属于定性检测。

2. 接种标本时应注意无菌操作，谨防污染。

3. 咳喋法检测咽喉部的细菌应避免将口腔中的细菌带出。

【思考题】

1. 为何要在实验室及接种罩内分别检测空气中细菌的数量？

2. 土壤悬液接种于庖肉培养基中为何要水浴加热？

实验二　临床血液标本的检测

临床感染中经常出现菌血症、败血症等情况，需要取患者血液标本作检测。以明确病原菌,做出微生物学诊断,同时还应做药敏试验,根据试验结果指导临床用药。

【实验目的】

1. 掌握血液标本的细菌学检验程序和方法。
2. 掌握血液及骨髓标本中常见细菌的检验技术。
3. 了解血液标本中常见的细菌类型。

【实验原理】

血液培养和检测是菌血症和败血症的细菌学检验方法,目前引起败血症和菌血症的细菌主要包括革兰阳性的球菌和革兰阴性的杆菌。

【实验器材】

1. 标本 血液标本。
2. 培养基 增菌肉汤培养基、血平板、巧克力平板、KIA、MIU。
3. 试剂 3％过氧化氢、氧化酶试剂、革兰染色液。
4. 其他 显微镜、接种环、酒精灯、培养箱。

【实验方法】

1. 标本采集 怀疑为菌血症的患者,一般应在发病初期采集,或者在体温上升期采集;原则上应在抗生素使用前采集,已经给过药的可在下次给药前采集。大多数在肘静脉采取,也可在靠近感染病灶的部位采集。成人采血量每次 5～10ml,儿童 1～2ml,注入肉汤培养基增菌,轻摇晃动。血液与培养基的比例应为 1∶10。

2. 将培养瓶置 35℃孵育,每日观察 1 次,连续观察至第 7 天。注意培养瓶中的变化。

3. 如怀疑培养瓶中有细菌生长,用无菌技术取瓶内液体进行涂片,革兰染色镜检。镜检阳性者可根据染色观察结果发出初步报告。

4. 如发现培养液中出现明显细菌生长现象,如混浊、溶血等。应用无菌技术将液体转种到血平板与巧克力培养基中,35℃培养。观察菌落生长情况。

5. 取细菌菌落做革兰染色,观察菌体形态染色性,根据观察结果做进一步检查。

6. 如为革兰阴性菌,做氧化酶试验、触酶试验和硝酸盐还原试验。此三种试验阳性者可初步认为肠杆菌科细菌,可接种 KIA、MIU 培养基。根据鉴别培养基的结果做进一步地鉴定。如不发酵或者不利用葡萄糖,则可能为非发酵菌。

7. 如为革兰阳性球菌,可根据形态与鉴别试验作初步判断。葡萄串样排列,触酶阳性可能为葡萄球菌;链状或成双排列、散在排列,触酶阴性可能为链球菌或肠球菌。

8. 取细菌菌落做进一步生化鉴定(接种至生化数码鉴定系统)或者进行血清学鉴定。

【实验结果】

1. 在增菌过程中培养瓶中怀疑有细菌生长,经形态学证实,可报告"疑有某细菌生长"。

2. 经分离培养,生化试验及血清学鉴定后,可报告"血液细菌培养若干天,有某细菌生长"。

3. 如增菌培养至 7 天,仍无细菌生长,经盲目传代证实无细菌生长,可报告"血液细菌学培养 7 天,无细菌生长"。

【注意事项】

1. 一般应在抗菌药物使用前采集血液标本。

2. 血液中因含菌量较少,一般不进行直接涂片镜检,首先接种在液体培养基中进行增菌,然后再进行分离鉴定。

3. 将细菌从培养瓶转至固体培养基时应考虑细菌对氧气的需求,一般应同时接种两套培养基,同时作需氧培养与厌氧培养。

【思考题】

1. 血液标本中有哪些常见的致病菌?

2. 血液标本应如何采集和鉴定?

实验三　临床粪便标本的检测

对于临床腹泻的患者要取粪便标本作微生物学检测,分析粪便中是否含有致病菌,是何种致病菌,辅助临床进行正确诊断,并有效地指导临床用药治疗。

【实验目的】

1. 了解粪便标本中常见的致病菌。

2. 掌握粪便标本的细菌学检验的程序和方法。

【实验原理】

粪便标本中可能出现的致病菌类型较多,可参看表 3-6-1。

表 3-6-1　粪便中常见的致病菌

革兰阴性菌	革兰阳性菌
志贺菌属、沙门菌属、致病性大肠埃希菌、霍乱弧菌、副溶血弧菌、弯曲菌、小肠结肠炎耶尔森菌、变形杆菌	金黄色葡萄球菌、艰难梭菌

【实验器材】

1. 标本　粪便标本或肛拭子。

2. 培养基　SS 琼脂平板、麦康凯琼脂平板、KIA、MIU。

3. 试剂　靛基质试剂、志贺菌属诊断血清、沙门菌属诊断血清。

4. 其他　显微镜、培养箱、生理盐水溶液、玻片。

【实验方法】

1. 标本的采集与运送　采集可疑粪便标本,不易获得粪便标本时可采用肛拭子。如不能及时送检,可将粪便标本或肛拭子插入卡-布二氏运送培养基。

2. 将急性腹泻患者的粪便标本划线接种于 SS 平板和 MAC 平板,35℃ 培养 18～24 小时观察有无小的,透明或无色半透明的可疑菌落。部分菌落在 SS 培养基上可见菌落中心黑色。

3. 挑选可疑菌落接种在 KIA 与 MIU 培养基中。35℃ 培养 18～24 小时,观察结果,根据表 3-6-2 比较与何种细菌相符。

4. 如为初步生化鉴定与沙门菌属的细菌相符,应使用 A-F 多价 O 血清以及分群 O 血清进行玻片凝集分型;如与志贺菌属的细菌相符,则应用志贺菌属诊断血清进行玻片凝集,先多价血清后分型血清。

表 3-6-2 志贺菌属与沙门菌属的初步生化反应

	KIA				MIU			硝酸盐还原	氧化酶	触酶
	斜面	底层	H₂S	产气	动力	吲哚	脲酶			
志贺菌属	K	A	−	−/+	−	+/−	−	+	−	+
伤寒沙门菌	K	A	+/−	−	+	−	−	+	−	+
甲型副伤寒	K	A	−/+	+	+	−	−	+	−	+
乙型副伤寒	K	A	+	+	+	−	−	+	−	+
鼠伤寒沙门菌	K	A	+	+	+	−	−	+	−	+

注：K：产碱；A：产酸。

5. 还可使用肠杆菌科数码鉴定系统进行全面生化鉴定。

【实验结果】

1. 如未检出志贺菌属和沙门菌属，则报告"未检出志贺菌属细菌"、"未检出沙门菌属细菌"。

2. 如果检出的菌株生化反应与志贺菌属符合，且与志贺菌属的某个血清型抗血清凝集，则报告"检出某型志贺菌"。

3. 如果检出的菌株生化反应与沙门菌属符合，且与沙门菌属的某个血清型抗血清凝集，则报告"检出某型沙门菌"。

【注意事项】

1. 肠道内存在大量的正常菌群，除非为了正常菌群的调查和鉴定，一般分离可疑致病菌应使用选择性平板。

2. 最好采集急性期，抗生素使用前的粪便标本，进行床边接种。

3. 除怀疑霍乱弧菌、结核分枝杆菌和菌群失调引起的腹泻外，粪便标本一般不做涂片检查。在以糖类发酵为鉴别依据的培养基上，发酵型菌落进行氧化酶试验时会出现假阴性。在选择性平板上挑取菌落时，应使用接种针从菌落中心挑取，而不应使用接种环刮取菌落。

【思考题】

1. 粪便标本中有哪些常见的致病菌？

2. 粪便标本应如何采集和鉴定？

实验四 结核菌素试验

结核菌素试验是利用机体对结核杆菌抗原是否产生Ⅳ型超敏反应，而判断机体是否具有相应细胞免疫功能的一种皮肤试验。通过本试验可进行结核病流行病学调查，选择卡介苗（BCG）接种对象并考核其接种效果，协助诊断和鉴别诊断，判断机体细胞免疫功能。

【实验目的】

学习用结核菌素试验进行在校大学生结核感染情况的普查。

【实验原理】

用于试验的结核菌素是结核杆菌的蛋白成分，共有两种：一种是将结核杆菌培养液浓缩后的粗制品,称为旧结核菌素(即 OT),以此制品作皮试,又称 OT 试验;另一种是结核杆菌培养物的纯化制品,称为纯蛋白衍化物(即 PPD)。用结核菌素进行皮内注射,与感染者内的致敏淋巴细胞特异性结合,局部释放淋巴因子,形成迟发型超敏反应。若受试者未感染过结核,则体内不存在特异性致敏淋巴细胞,不出现皮肤超敏反应。

【实验器材】

1. 试剂　人型 PPD 试剂。
2. 待测人员　在校大学生。
3. 其他　注射器、尺子等。

【实验方法】

取 PPD 稀释液 0.1ml(5IU),在左前臂屈侧作皮内注射,经 48～72 小时测量皮肤硬结直径。

【实验结果】

硬结平均直径=(横径+纵径)/2,单位:mm。

结果判断:硬结直径<5mm 为阴性反应。

硬结平均直径≥5mm,且<15mm 为阳性反应。

硬结直径≥15mm 或出现水泡、出血坏死及淋巴管炎者为强阳性反应。

【注意事项】

1. 结核菌素试验阳性反应提示　机体受到结核杆菌感染,且已产生变态反应。城市居民,成人绝大多数为阳性,一般意义不大,如用高倍稀释液(1/10000)1TU 皮试呈强阳性,提示体内有活动性结核病灶;3 岁以下儿童,呈强阳性反应,不论有无临床症状,均为有新近感染的活动性结核,应予治疗。

2. 结核菌素试验阴性反应除提示没有结核菌感染外,还见于以下情况:高龄,一般 60岁以上 20%、70 岁以上 30%、80 岁以上 50% 为阴性;儿童患麻疹、百日咳后,变态反应被抑制,大约 3 周后可渐恢复;重症结核病,当经过治疗随病情好转,结核菌素反应可复阳;结节病(阳性率仅 10%,且多为弱阳性)、淋巴瘤与其他恶性肿瘤患者;接受糖皮质激素或免疫抑制剂治疗者;营养不良和艾滋病患者。

【思考题】

结核菌素引起迟发型超敏反应的作用机制?

实验五　乙肝两对半的检测

乙肝两对半即乙型肝炎病毒表面抗原(HBsAg)、表面抗体(抗 HBs)、e 抗原(HBeAg)、e 抗体(抗 HBe)和核心抗体(抗 HBc),这 5 项血清标志物为乙型肝炎病毒感染的临床诊断及疫苗注射效果的检测提供依据。

【实验目的】

学习用酶联免疫诊断技术检测乙肝两对半。

【实验原理】

采用酶联免疫诊断技术,用基因重组抗原/抗体包被酶联反应板,加入待检标本的同时加入酶标记抗原/抗体,通过 TMB 显色与否指示人血清或血浆中是否含有乙肝两对半,用于乙型肝炎病毒感染的辅助诊断。HBsAg、抗 HBs、HBeAg 采用双抗原夹心法,抗 HBe、抗 HBc 采用竞争抑制法。

【实验器材】

1. 试剂 乙型肝炎病毒表面抗原诊断试剂盒、乙型肝炎病毒表面抗体诊断试剂盒、乙型肝炎病毒 e 抗原诊断试剂盒、乙型肝炎病毒 e 抗体诊断试剂盒、乙型肝炎病毒核心抗体诊断试剂盒。

2. 待检标本 在校大学生血清。

3. 其他 酶标仪、加样枪、吸头等。

【实验方法】

1. 将各种试剂移到室温(18~25℃)平衡半小时,取一瓶 20×洗液,加蒸馏水至 600ml,混匀后备用。

2. 将酶联板从密封袋中取出,设一个空白对照孔,两个阳性对照孔,两个阴性对照孔。取阳性对照和阴性对照分别充分混匀后各 50μl 加入对照孔中,其余每个孔加待检血清 50μl,除空白孔以外,每孔加酶结合物 50μl(竞争法还要加中和试剂),充分混匀,用不干胶封片封盖酶联板,37℃温育。

3. 弃去各孔内液体,洗板 5 次,每次静置 15~20 秒,拍干。

4. 每孔加显色剂 A 50μl,显色剂 B 50μl,轻轻振荡后置 37℃暗处显色 15 分钟,每孔加终止液 50μl。

5. 选择酶标仪波长 450nm,参考波长 630nm,测定各孔 A 值。

【实验结果】

1. Cutoff 值(阳性界值)=系数×N

(HBsAg、抗 HBs、HBeAg 系数为 2.1,抗 HBe 系数为 0.5,抗 HBc 系数为 0.3;N 为阴性对照平均 A 值,如小于 0.05 按 0.05 计算)。

2. 阳性对照平均 A 值应大于 0.50。阴性对照平均 A 值应小于 0.10,否则实验不成立。标本 A 值小于 Cutoff 值为阴性,大于等于 Cutoff 值为阳性。

3. 统计在校大学生 HBsAg 携带者阳性率、抗 HBs 阳性率等数据。

【注意事项】

1. 全部检测工作必须符合生物安全规定,严格防止交叉感染。操作时须戴手套,穿工作衣,严格健全和执行消毒隔离制度。

2. 表面抗体检测结果的判定必须以酶标仪读数为准。

3. 标本和酶结合物均应用加液器加注,并经常校对准确性。

4. 所有标本、洗涤液和各种废物、弃物都应按传染物处理。

5. 各批次试剂不能混用。

6. 初试结果为阳性应做双孔复试。

【思考题】

乙肝两对半各有何临床意义?

实验六　流感病毒的检测

流行性感冒(流感)是由流感病毒引起的急性呼吸道传染病,病毒分为甲、乙、丙3型,一般认为甲型流感病毒易引起流行或大流行,乙型可引起局部暴发或流行,丙型仅引起散发病例。流感的暴发或流行给社会和经济发展带来较大的损失,给人们的身体健康带来一定的损害。因此,有效的流感快速诊断,对于及时明确集体性发热等类流感事件性质,采取有效的预防控制措施,对患者采取及时的对症治疗,都有重要意义。

【实验目的】

学习用细胞培养法和鸡胚培养法分离培养流感病毒,并对两种方法进行比较。

【实验器材】

1. 试剂　病毒生长液、0.5%鸡红细胞、生理盐水溶液、0.25%胰酶。
2. 细胞　犬肾细胞株(MDCK)、来亨鸡受精卵。
3. 病毒株　临床甲型流感患者鼻咽液。
4. 其他　细胞培养板、塑料反应板、0.25ml注射器及6号针头、乙醇、碘酒、棉签、无菌吸管、石蜡、剪刀等。

【实验方法】

1. 将MDCK细胞接种于96孔细胞培养板,每孔0.1ml。细胞数为2×10^5个/ml,待24小时长成完整单层。将已长满MDCK细胞的96孔板抛上清,加入患者标本,37℃、5% CO_2培养箱中培养,孵育7天,每日观察细胞形态。当细胞病变为3+时进行收获,收获前将细胞冻融1~2次。

2. 取9~12天鸡胚,观察生长情况,划出天然气室、胚胎及大血管位置。然后将鸡胚直立于卵架上。用碘酒、乙醇消毒气室,用剪刀在气室正中刺一小孔。用注射器吸取患者标本液,将注射针通过小孔,向着胚胎的方向刺入,稍穿入尿囊膜即达尿囊腔。接种后,石蜡封孔,37℃温箱培养。孵育48~72小时收获尿囊液。

3. 取细胞培养上清液和尿囊液用血凝试验检测其血凝效价。

【实验结果】

1. 结果判断　各管出现红细胞凝集程度以++++、+++、++、+、-表示。

++++:全部红细胞凝集,呈颗粒状薄膜,铺于管底,边缘不整齐。

+++:约有75%的红细胞凝集。

++:约有50%红细胞凝集。

+:约有25%红细胞凝集。

-:不凝集,红细胞沉于管底,呈一致密的圆点,边缘光滑整齐。

2. 对比两种培养方法的阳性率。

【思考题】

用细胞培养法和鸡胚培养法分离培养流感病毒在特异性和敏感性上个有何区别?

实验七 粪便中虫卵的检测

【实验目的】

掌握粪便中虫卵检测的常用方法。

【实验原理】

粪便中虫卵检测最常用的方法即为粪便生理盐水直接涂片法,但对于感染程度较轻者,此法检出率较低,因此可采用浓集法提高检出率,常用方法有饱和盐水浮聚法和离心沉淀法。

一、粪便生理盐水直接涂片法

【实验器材】

1. 标本 粪便。

2. 其他 生理盐水溶液、载玻片、盖玻片、棉签棒或牙签。

【实验方法】

1. 滴一滴生理盐水溶液于洁净的载玻片。

2. 用棉签棍或牙签挑取绿豆大小的粪便块,在生理盐水中涂抹均匀,涂片的厚度以透过涂片约可辨认书上的字迹为宜。

3. 在低倍镜下检查,如用高倍镜观察,需加盖片。

【注意事项】

1. 应注意虫卵与粪便中异物的鉴别。虫卵都具有一定形状和大小;卵壳表面光滑整齐,具固有色泽;卵内含卵细胞或幼虫。

2. 加盖玻片时,先以盖玻片一边接触液面,慢慢倾斜盖下,以免出现气泡。

二、饱和盐水浮聚法

【实验器材】

1. 标本 粪便。

2. 其他 浮聚瓶、饱和盐水、竹签、滴管、载玻片、盖玻片。

【实验方法】

1. 用竹签取黄豆粒大小的粪便置于浮聚瓶(高 3.5cm,直径约 2cm 的圆形直筒瓶)中,加入少量饱和盐水调匀。

2. 加入饱和盐水到液面接近杯口时,改用滴管慢慢滴加饱和盐水,使液面略高于瓶口,但不溢出。

3. 在瓶口覆盖一载玻片,静置 15 分钟。

4. 将载玻片提起并迅速翻转(防止玻片上液体滴落),镜检。

【注意事项】

1. 注意杯口的液面必须与载玻片紧密接触,不留气泡或空隙。

2. 显微镜观察时,光线不宜过强,因钩虫卵的颜色浅,较透明。

三、粪便离心沉淀法

【实验器材】

1. 标本　粪便。
2. 其他　竹签、烧杯、玻璃棒、金属筛、胶头滴管、离心机。

【实验方法】

1. 取粪便 20～30g、加水成混悬液,经金属筛(40～60 孔)过滤,再加清水冲洗残渣。
2. 将上述滤去粗渣的粪液离心(1500～2000rpm/min)1～2 分钟,倒去上层液,注入清水,再离心沉淀,如此反复沉淀 3～4 次,直至上层液澄清为止,最后倒去上层液,取沉渣镜检。

实验八　日本血吸虫特有的血清学检测

一、环卵沉淀试验

【实验原理】

环卵沉淀试验为血吸虫病诊断特有的检测方法。虫卵内毛蚴分泌的抗原物质透出卵壳,与患者血清中特异性抗体结合后,在虫卵周围形成镜下可见的沉淀物,即为阳性反应。阳性反应虫卵的百分率称环沉率。

【实验器材】

1. 标本　患者血清、冻干虫卵。
2. 其他　凹玻片、盖玻片、石蜡、滴管、解剖针、37℃温箱。

【实验方法】

1. 滴加患者的血清 2 滴在凹玻片中央的凹陷处。
2. 用针尖挑取适量冻干虫卵约 100～150 个加至血清中,混匀,覆盖盖玻片。
3. 用石蜡将盖玻片周围密封,放入 37℃温箱中保温 48 小时后取出,低倍镜下观察结果。

【实验结果】

"－":折光淡,与虫卵似连非连;"影状"物(外形不甚规则,低倍镜下有折光,高倍镜下为颗粒状)及出现直径小于 10μm 的泡状沉淀物者,皆为阴性。

"＋":虫卵外周出现泡状沉淀物(>10μm),累计面积小于虫卵面积的 1/2;或呈指状的细长卷曲样沉淀物,不超过虫卵的长径。

"＋＋":虫卵外周出现泡状沉淀物的面积大于虫卵面积的 1/2;或细长卷曲样沉淀相当或超过虫卵的长径。

"＋＋＋":虫卵外周出现泡状沉淀物的面积大于虫卵本身面积;或细长卷曲样沉淀物相当或超过虫卵长径的 2 倍。

二、尾蚴膜反应

【实验原理】

尾蚴膜反应为血吸虫病诊断特有的检测方法。血吸虫尾蚴与血吸虫病患者血清在体外共同孵育后,尾蚴抗原与特异性抗体结合,在尾蚴体表形成折光性套膜,即为尾蚴膜反应。

【实验器材】

1. 标本　患者血清、阳性钉螺。
2. 其他　烧杯、网筛、清水、白炽灯、凹玻片、盖玻片、石蜡、解剖针、湿盒、37℃温箱。

【实验方法】

1. 将阳性钉螺置盛有清水的小烧杯中,水面下放一网筛防止钉螺爬出,将烧杯置灯光下,于20～25℃保持4小时,逸出尾蚴。
2. 在洁净凹玻片上滴加患者血清2滴,用解剖针挑取尾蚴5～10条置血清中,加盖玻片密封四周。
3. 将玻片放入湿盒内25～28℃中温育24小时后取出,低倍镜下观察尾蚴表面是否形成折光性膜状免疫复合物。

【实验结果】

"－":尾蚴体表无反应,或口部、体表可见泡状、颗粒状或絮状沉淀。

"＋":尾蚴体表全部或局部形成一层不明显的、平滑的折光性胶状膜。

"＋＋":尾蚴体表形成明显的稍有褶皱的胶膜或套膜,低倍镜下清晰可见。

"＋＋＋":尾蚴体表形成一层厚的、明显褶皱的胶状膜或套膜,由于尾蚴的活动,有时可见空套膜。

实验九　固有性免疫功能的检测

一、大、小吞噬试验

【实验目的】

1. 观察吞噬现象。
2. 掌握吞噬百分率和吞噬指数的计算方法和意义。
3. 通过本实验理解机体的非特异性免疫机制。

【实验原理】

吞噬细胞主要包括血液中的单核细胞、组织中的巨噬细胞和血液中的嗜中性粒细胞。根据其形态和大小的差别,单核细胞和巨噬细胞具有较强的吞噬功能又称为大吞噬细胞,嗜中性粒细胞又称为小吞噬细胞。其检测原理是将受检细胞与适量的颗粒性抗原混合后,置37℃保温0.5～1小时,其间时加振摇,最后离心取测定细胞制成涂片,染色镜检,分别计数出吞噬百分比和吞噬指数。各实验室应根据自己的条件建立正常参考值。

吞噬细胞的吞噬功能异常与髓过氧化物酶缺乏症、葡萄糖 6-磷酸脱氢酶缺乏症、慢性肉芽肿病、高 IgE 综合征等疾病有关。

(一)嗜中性粒细胞的吞噬作用(小吞噬)

【实验器材】

1. 白色葡萄球菌斜面或肉汤培养物。
2. 抗凝人血(3.8%枸橼酸钠 1 滴加于无菌小试管中)。
3. 瑞氏-姬姆萨染液、双蒸水。
4. 试管、玻片、采血针、乙醇棉球、吸管、滴管、显微镜、香柏油等。

【实验方法】

1. 白色葡萄球菌液的制备 将白色葡萄球菌接种于 5ml 肉汤培养基中,置 37℃温箱中培养 18 小时后,取 0.1ml 用作细菌计数。

2. 菌液计数 取 0.1ml 白色葡萄球菌液,加肉汤培养基 0.9ml 稀释 10 倍,再取其 0.1ml,加肉汤培养基 0.9ml 再稀释 10 倍,同法稀释至最终稀释倍数为 10000 倍/ml,加入 75mm 平皿,立即加入已溶解的温度在 45℃左右的 2%琼脂溶液 9ml 肉汤培养基,水平晃匀使细菌均匀分布于琼脂溶液中,待琼脂凝固后倒扣平皿,置 37℃温箱中培养。待长出菌落后计数,每个菌落算一个细菌,再计算原菌液每毫升细菌数。

3. 计算每毫升细菌数 用生理盐水溶液调整至 $6×10^8$ 细菌/ml,然后置 100℃水浴中 10 分钟杀死细菌,置 4℃备用。

4. 待测样本制备 于洁净的 0.5ml EP 管内加 20μl 肝素溶液,用 75%乙醇棉球对受试者耳垂或指腹消毒,干燥后用采血针针刺,轻轻揉挤出血,用血红蛋白吸管吸取 40μl,与 EP 管内的肝素溶液轻轻吹吸混匀。

5. 孵育 待测样本中加入白色葡萄球菌液 20μl 轻轻吹吸混匀,放入恒温箱 37℃孵育 30 分钟,期间每隔 10 分钟摇匀一次。

6. 制片 取一小滴孵育后的待测样本于洁净载玻片上推成薄涂片,晾干后用甲醇固定 4～5 分钟。

7. 瑞氏-姬姆萨染色 滴加瑞氏-姬姆萨染液染色 3 分钟,流水轻轻冲洗,自然晾干,油镜检查。

【实验结果】

油镜检查,先寻找嗜中性粒细胞,观察胞浆中有无吞噬的细菌。如结果正确可见染成紫色的细胞核及被吞噬的细菌,细胞浆则为淡红色(彩图 44)。计算:①吞噬率:观察 200 个嗜中性粒细胞,计算其中吞噬细菌的嗜中性粒细胞数,计算出吞噬细胞百分率。②吞噬指数:观察 200 个嗜中性粒细胞,计算其中被吞噬的细菌总数,平均每个嗜中性粒细胞吞噬的细菌数即为吞噬指数。

吞噬及吞噬指数高,表明机体免疫力强;反之,机体免疫力低。

【注意事项】

1. 血涂片应薄厚均匀适中,避免过薄或过厚。
2. 瑞氏染液染色时间不能过长以免染色过重。

【思考题】

为何嗜中性粒细胞吞噬指数高代表机体免疫功能强?

(二) 大吞噬-小白鼠巨噬细胞的吞噬作用

【实验器材】

1. 豚鼠 健康、成年。

2. 鸡红细胞悬液 从鸡翼下静脉或心脏取血,按 1:5 比例保存于 Alsever 氏保养液中,放 4 C°冰箱可用 1 个月,用前将鸡红细胞用生理盐水溶液洗 3 次,第 3 次洗涤 2000 转/分,5 分钟,弃上清,压积细胞用生理盐水溶液配制为 5% 鸡红细胞悬液,供大吞噬试验用。

3. 5% 淀粉肉汤溶液、姬姆萨染液。

4. 玻片、注射器等。

【实验方法】

1. 试验前 3 天,于小白鼠腹腔内注射 6% 可溶性淀粉肉汤 1ml。

2. 试验当天,每只小白鼠腹腔内再注射 1% 鸡红细胞悬液 1ml。

3. 注射后 30 分钟,用注射器吸取腹腔液少许,置于载玻片上,推成涂片,干后用瑞氏染液染色,待干镜检。

【实验结果】

计算 200 个巨噬细胞中吞噬鸡红细胞的巨噬细胞(彩图 42)数目及被吞噬的鸡红细胞的总数,并观察鸡红细胞的消化程度。

按下列公式计算吞噬和吞噬指数:①吞噬率:观察 200 个巨噬细胞,计算其中吞噬有鸡红细胞的巨噬细胞,计算出吞噬细胞百分率。②吞噬指数:观察 200 个巨噬细胞,计算其中被吞噬的鸡红细胞总数,平均每个巨噬细胞吞噬的鸡红细胞数即为吞噬指数。

【思考题】

为何巨噬细胞吞噬指数高代表机体免疫功能强?

(三) 大吞噬-人类巨噬细胞的吞噬作用

【实验器材】

1. 鸡红细胞、斑蝥乙醇浸出液。

2. pH 7.4 的 PBS 溶液、生理盐水溶液、瑞氏染液。

3. 吸管、离心管、离心机、孵育箱等。

【实验方法】

1. 将鸡红细胞以生理盐水溶液洗涤 3 次,同上法,配制成 5%(v/v)鸡红细胞悬液。

2. 将斑蝥乙醇浸出液敷贴于受检者前臂内侧皮肤,自形成的皮疱中抽取 1ml 液体(内含巨噬细胞)待测。

3. 将 5% 鸡红细胞悬液 0.4ml 加入待测液内,置于离心管内混匀,于 37℃ 孵育 30 分钟。

4. 孵育后,离心(1500 转/分,30 分钟)。

5. 弃去上清液,将沉积于离心管底部的细胞混匀。

6. 将细胞滴加于玻片上，并制成涂片，使其自然干燥。

7. 在涂片上滴加瑞氏染液 2～3 滴，静置 2～3 分钟。再加 PBS 溶液 4～5 滴，混匀。10 分钟后，用水洗去染液，晾干。

【实验结果】

在油镜下观察巨噬细胞吞噬鸡红细胞的情况。随机计数 100 个巨噬细胞，记录吞噬鸡红细胞的巨噬细胞数以及吞噬的鸡红细胞总数，计算：①吞噬率：观察 100 个巨噬细胞，计算其中吞噬有鸡红细胞的巨噬细胞，计算出吞噬细胞百分率。②吞噬指数：观察 100 个巨噬细胞，计算其中被吞噬的鸡红细胞总数，平均每个巨噬细胞吞噬的鸡红细胞数即为吞噬指数。

正常人巨噬细胞的吞噬百分数为 62.77 ± 1.38，吞噬指数为 1.05 ± 0.049。食管癌、肠癌、乳腺癌、宫颈癌及其他恶性肿瘤患者的吞噬百分数一般低于 45%，吞噬指数亦降。切除肿瘤后，吞噬功能可出现不同程度的回升。故本试验可用作判断疗效的参考指标。

【注意事项】

瑞氏染液染色时间不能过长以免染色过重。

【思考题】

为何巨噬细胞吞噬指数高代表机体免疫功能强？

二、溶菌酶测定

【实验目的】

1. 掌握溶菌酶测定的原理。

2. 熟悉溶菌酶测定的方法和意义。

【实验原理】

溶菌酶是一种小分子蛋白，分子量约 14000，由 129 个氨基酸组成，溶菌酶存在于机体的泪液、唾液、痰、鼻涕及白细胞和血清中，属于一种碱性蛋白质。由于它的高等电点（pH10），使它能与细菌牢固结合，并水解细菌细胞壁肽聚糖，使细菌裂解死亡。体液或分泌物中溶菌酶活性，可通过检查其对指定敏感菌株的裂解作用来进行测定。测定方法有平板打孔测定法和光学测定法两种。本实验以琼脂平板打孔法为例。正常人血清溶菌酶的含量不超过 5～10mg/L，通常尿中查不出。各种类型白血病，特别是单核细胞性白血病时，血清溶菌酶含量升高尤为明显。该方法简便，不需特殊设备。

【实验器材】

1. 无菌 PBS 溶液（pH6.4，1/15mol/L）、5mol/LKOH、3% PBS 琼脂。

2. 溶菌酶标准品、受验者唾液、枯草芽孢杆菌 12 小时培养物。

3. 10×100 试管、试管架、无菌平皿、打孔器、微量加样器、分光光度计、水浴箱、温箱等。

【实验方法】

1. 菌液配制　将 PBS 溶液加入枯草芽孢杆菌斜面，置室温 5～10 分钟后制成菌悬液；在波长 640nm 处，测定菌悬液的浓度，并将菌液浓度调至透光率 30%～40%。

2. 溶菌酶标准液配制　称取溶菌酶标准品，用 PBS 溶液配成 1000mg/ml，置冰箱冻存,临用时再稀释成 100、50、25 和 10mg/ml。

3. 收集唾液标本 待检测者用清水漱口后,将唾液收集于消毒平皿内待用。

4. 加热融化 3% 琼脂,冷至 60～70℃,与预热好的枯草芽孢杆菌菌悬液等体积混合,倒平板。用打孔器在平板上打孔,孔间距约 1.5cm,每平板可打孔 8～9 个。

5. 各孔内依次加溶菌酶标准品和唾液样品,每孔 20ml。

6. 置于 24～26 ℃ 12～18 小时后测量溶菌环直径。

7. 在每批测定同时,将各种浓度的溶菌酶标准液加于小孔中,同法测定溶菌环直径,用半对数纸,以溶菌酶浓度为纵坐标(对数坐标),溶菌环直径为横坐标,绘制标准曲线。从曲线上查出每毫升待检品所含溶菌酶的微克数。

【实验结果】

加唾液孔和标准溶菌酶孔周围的枯草芽孢杆菌被溶解,可见圆形透亮区,即溶菌环。溶菌环的大小与溶菌酶的含量成正比。

【注意事项】

测量标准样品与待检样品溶菌现象的间隔时间应尽量缩短,最好能在同一块板上备有标准样品的对照,便于比较。

【思考题】

当体液或分泌液中溶菌酶减少或缺乏时,临床常易引起哪些部位感染和哪类病原感染? 为什么?

实验十 淋巴细胞的分离与 T 细胞的亚群鉴定

淋巴细胞包括 T 细胞、B 细胞、NK 细胞等。根据其表型,T 细胞可进一步分为 CD4$^+$ T 细胞(包括 Th1 细胞及 Th2 细胞)和 CD8$^+$ T 细胞(包括 T_C 细胞和 Ts 细胞);B 细胞可分为 CD5$^+$ B 细胞(B_1 细胞)和 CD5$^-$ B 细胞(B_2 细胞)。不同的淋巴细胞在免疫应答中发挥不同的作用,由于其生物学特性如细胞的大小、密度、表面电荷、表面分子等均存在差异。可以借助这些差异区分不同的细胞类别。本试验以密度梯度离心法介绍淋巴细胞的分类。

一、淋巴细胞的分离

【实验目的】

1. 了解分离技术的原理。
2. 掌握分离淋巴细胞的操作过程。

【实验原理】

利用密度梯度离心技术自外周血分离单个核细胞(peripheral blood mononuclear cell PBMC,包括淋巴细胞和单核细胞)是基于淋巴细胞的密度不同于其他细胞这一事实。市售淋巴细胞分离液密度为 1.077±0.002g/ml,聚蔗糖(ficoll)-泛影葡胺(hypaque)(F/H)分层液。红细胞 1.093g/ml、粒细胞 1.092g/ml,比重较大,离心后沉于管底。血小板因比重小于分离液而悬浮于分离液之上的血浆内。淋巴细胞和单核细胞的比重在 1.050～

1.077g/ml 之间,小于或等于分层液比重,由于其比重与分离液相当,离心后可密集于分离液和血浆之间的界面中,呈白膜状。收集界面层的细胞,经洗涤后,则得到 PBMC。此法是细胞免疫检测中最基本技术之一。

【实验器材】

1. 淋巴细胞分离液 如需无菌,可用 G₅ 玻璃滤器过滤除菌或高压蒸汽灭菌 15 分钟(于 4℃可保存 3 个月)。

2. Hanks 液。

3. 250U/ml 肝素溶液(Hanks 液配制)。

4. 注射器、刻度离心管、滴管、血细胞计数板、载玻片、盖玻片、水平离心机。

【实验方法】

1. 取 2ml 淋巴细胞分离液放置于离心管中。

2. 抽取静脉血 2ml,注入含有 0.2ml 肝素溶液的无菌试管,并以 Hanks 液稀释 1 倍后摇匀。用滴管将其沿管壁缓慢叠加于分层液面上,注意保持清楚的界面。稀释血液与分离液的容积比以 2∶1～3∶1 为宜。

3. 置水平离心机中水平离心 2000 转/分 20 分钟。离心后管内分为四层,由上至下分别为血浆和 Hanks 液(含血小板和破碎细胞)、单个核细胞(包括淋巴细胞和单核细胞)为主的白色云雾层狭窄带、淋巴细胞分离液、红细胞和粒细胞层。

4. 用毛细血管插到云雾层,吸取单个核细胞。置入另一短中管中,加入 5 倍以上体积的 Hanks 液,1000 转/分 10 分钟,弃去上清液,如此洗涤细胞三次。

【实验结果】

本试验细胞回收率达 80%～90%,单个核细胞纯度可达 95%,淋巴细胞约占 90%～95%以上。也可用台盼蓝检测细胞活力。可进一步制备 T、B 及单核细胞。

【注意事项】

1. 分离液在使用之前应预温至室温。温度过低会导致淋巴细胞丢失增多;温度过高,则会影响淋巴细胞活性。

2. 将血液进行稀释可降低血液黏稠度和红细胞聚集,从而提高单个核细胞的纯度。

3. 分离液直接加入管底,防止浸沾管壁。

4. 将稀释血浆加于分离液上层时要小心,不要扰乱界面以影响分离效果。

5. 充分洗涤分离后的单个核细胞层,可除去大部分混杂的血小板。

【思考题】

1. 何要选用水平离心机进行细胞分离?

2. 为何要将所取血样进行稀释后分离?

二、T 淋巴细胞亚群的鉴定

不同的 T 细胞亚群发挥的免疫功能各不相同,以此可以帮助我们对机体的免疫功能进行分析。根据 T 细胞的表面分子可将 T 细胞分为不同的亚群,因此通过对这些表面分子的检测、鉴定和分析,即可对 T 细胞及其亚群进行分析。常用的方法很多,如:免疫荧光法,免疫酶标记法,生物素-亲和素-辣根过氧化物酶法等。本试验以间接荧光免疫技术(indirect immunofluorescence technique,IiT)检测 T 细胞亚群。

【实验目的】

1. 了解测定 T 细胞亚群的间接免疫荧光法的原理。

2. 了解间接免疫荧光技术的基本操作过程。

【实验原理】

免疫荧光技术是一种将抗原抗体反应的高度特异性与荧光素的高度荧光效率(即发射的量子数与吸收的量子数之比)相结合而形成的免疫学技术,即利用荧光素标记的抗原(或抗体)检测相应的抗体(或抗原)。常用的荧光素有异硫氰酸荧光素(fluorescein isothiocyanate,FITC)、异硫氰酸四乙基罗丹明(rhodamine b isothiocyanate,RBITC)等。

根据其表型,所有 T 细胞均有 CD3 分子,依据 CD4、CD8 分子表达的不同可将 T 分为 $CD3^+$、$CD4^+$ 及 $CD3^+$、$CD8^+$ 两个亚群的 T 细胞。利用单克隆抗体(monoclonal antibody,McAb)分别与淋巴细胞混合孵育,使其与相应的表面分子结合,荧光素标记的第二抗体再与单克隆抗体结合。在荧光显微镜下计数发出荧光的细胞,则可测定 T 细胞总数及亚群细胞数。

【实验器材】

1. 分离好的单个核细胞悬液。

2. Hanks 液(含 0.1％牛血清白蛋白和 20mmol/L 叠氮钠)。

3. 抗 CD3 McAb、抗 CD4 McAb 和抗 CD8 McAb。

4. FITC 标记的兔抗鼠 IgG。

5. 离心机、荧光显微镜、离心管、吸管、载玻片、盖玻片等。

【实验方法】

1. 将淋巴细胞混悬于 Hanks 液内,计数淋巴细胞,并将细胞浓度调整至 $5×10^6/ml$。

2. 取 4 支微量离心管,分别加入 $50\mu l$ 淋巴细胞悬液。

3. 取 CD3 McAb、CD4 McAb、CD8 McAb 各 $50\mu l$,分别加入 3 支离心管内,第 4 管加 $50\mu l$ Hanks 液的为阴性对照。充分混匀后于 4℃反应 45 分钟。

4. 取出反应管,用 Hanks 液洗细胞 3 次(2000 转/分,10 分钟,4℃)。

5. 弃去上清液,每管加入 $50\mu l$ FITC 标记的兔抗鼠 IgG,充分混匀。于 4℃反应 30 分钟。

6. 取出后同上洗细胞 3 次,弃去上清液。

7. 取压积细胞,加入 Hanks 液,混悬细胞至 $50\mu l$,取样滴加于载玻片,覆以盖玻片,于荧光显微镜下进行细胞计数。

【实验结果】

－:细胞暗淡,轮廓不清

＋:细胞轮廓有很微弱的荧光。

＋＋:细胞轮廓有较强的荧光。

＋＋＋:细胞轮廓有强的荧光。

＋＋＋＋:细胞轮廓有很强的荧光。

计数 200 个淋巴细胞,以荧光强度在"++"以上者为阳性,计算阳性细胞的百分率。

CD3$^+$ T 细胞正常百分率 60%～80%;CD4$^+$ T 细胞百分率为 35%～55%;CD8$^+$ 细胞百分率为 20%～30%。

【注意事项】

1. 荧光染色后最好尽快观察,否则其强度会随时间延长而逐渐下降。

2. 荧光显微镜需要在暗室内进行观察,否则因有其他光线而影响观察的正确性。

3. 荧光显微镜的高压汞气灯一经熄灭,要等到汞气灯冷却后才可重新发光,因而在进行连续观察分析时不应中途灭灯,以免浪费时间。

4. 检查时间每次以 1～2 小时为宜,标本应集中检查,以节省时间,保护光源。

5. 结果判定受主观因素影响,荧光染色后,采用流式细胞仪计数,结果可更为准确、客观。

【思考题】

1. 为何细胞暗淡、轮廓不清的不记为淋巴细胞?

2. 为何标本要集中时间连续观察?

第四篇　创新性实验

第七章　创新性实验项目

实验一　中药的抗菌能力检测

近年来由于广泛使用抗生素从而使很多细菌产生了耐药性。而中药抗菌的机理较为特殊，不易产生耐药性，因此，抗菌中药引起众人的关注，逐步成为研究的热点。目前研究证实多种中药对细菌具有较强的抑菌作用，其中，清热解毒、清热燥湿类药物如黄柏、黄连、穿心莲等的抑菌能力较为明显。中药的体外抗菌药敏实验方法包括纸片琼脂扩散法、试管稀释法、平板稀释法、打洞法、挖沟法和微量稀释法等。本实验采用打洞法测定几种中药的抗菌能力。

【实验目的】

1. 观察几种常用中药的抗菌活性。
2. 掌握中药水煎剂的制备方法。
3. 掌握中药的体外抗菌实验的方法。

【实验原理】

将中药原药制成水煎剂，并计算水煎剂中药物的浓度。将待测菌接种在打孔的药敏平板上，再将中药药液加入到药敏平板的小孔中。中药将向培养基中渗透，在一定范围内抑制细菌的生长，形成抑菌圈。抑菌圈的直径将反映该种中药对待测菌的体外抑菌能力。

【实验器材】

1. 中药　复方黄连素注射液、黄连、黄芩、夏枯草等原药。
2. 菌株　金黄色葡萄球菌、大肠埃希菌。
3. 培养基　MH 培养基、营养肉汤培养基。
4. 其他器材：培养皿、棉签、烧瓶、容量瓶。

【实验方法】

1. 中药水煎剂的制备　取黄连、黄芩、夏枯草原药各取 50g，烘干、粉碎，分别加水 500ml，将中药浸泡在水中，加热至沸腾，改用文火加热 20 分钟，将滤液滤出，在将滤渣加水至 200ml，二次煎煮，后将两次煎煮所得滤液加在一起，水浴浓缩至 50ml，高压灭菌后放凉至室温，备用。所得中药水煎剂的浓度为 1g 生药/ml。

2. 标准菌液的制备　将金黄色葡萄球菌、大肠埃希菌转种至营养肉汤中，培养 16 小时，调节菌液浓度为 $1×10^8 CFU/ml$。

3. 药敏试验　用无菌棉拭子取菌液涂布在已打孔的 90mm 直径的 MH 药敏平板上，

每平板打 4 个孔。待干后,分别加入上述制备的中药水煎剂及复方黄连素注射液 50μl。在培养箱中 37℃ 培养 24 小时后,用游标卡尺量取各抑菌环直径大小。

【实验结果】

四种中药在两种细菌的药敏平板上均应出现明显的抑菌环,其中复方黄连素的抑菌环直径应为最大。

【注意事项】

1. 中药的药敏试验尚无统一的判定标准,只能根据抑菌环的直径的大小提供初步的定性依据。

2. 实验过程中,尽量减少人为误差,如调节菌液浓度、控制细菌培养时间、统一药敏平板的厚度、加入中药量保持一致、重复测定取平均值等。

3. 复方黄连素注射液含黄连素 0.5mg/ml,甲氧苄啶 15mg/ml,其含药量与原药水煎剂的含药量有差别。

【思考题】

1. 如何将中药原药制备成水煎剂,并计算其浓度?
2. 如何控制中药药敏试验的误差?

实验二 细菌的接合试验

细菌耐药性可由质粒介导,大多数是 TEM-1 、 TEM-2 及 SHV-1 上的 1 个或数个氨基酸突变衍生而来,由于氨基酸的改变引起底物谱的扩大从而导致细菌对第三代头孢菌素和单环 β-内酰胺类耐药,且可通过转化、转导和接合等多种方式进行耐药性播散,使敏感菌获得耐药质粒所携带的产酶基因并表现耐药表型,引起严重的院内交叉感染和院外耐药菌扩散。

【实验目的】

证明质粒可通过接合方式由耐药株传递给敏感株。

【实验原理】

细菌的接合是指供体菌与受体菌的完整细胞经直接接触时,供体菌的 DNA 分子(包括质粒)通过性菌毛传递给受体菌而产生基因重组的现象。受体菌采用大肠埃希菌 C600(利福平耐药株),其耐药基因位于染色体上。供体菌采用临床分离的对氨苄西林(氨苄青霉素)耐药的痢疾志贺菌。得到的接合菌为对利福平和氨苄西林耐药的大肠埃希菌。

【实验器材】

1. 菌株 受体菌为大肠埃希菌 C600(利福平耐药株),供体菌为痢疾志贺菌(氨苄西林耐药株)。

2. 培养基 LB 培养基,MAC 平板(含利福平、氨苄西林)。

【实验方法】

1. 取供体菌和受体菌 C600 单个菌落分别接种于 0.5ml LB 培养基,37℃ 培养 5 小时。

2. 分别取供体菌和受体菌(1∶1)10μl 于 0.5ml LB 培养基中,37℃ 培养 5 小时。

3. 取混合菌液 5μl 划线于含利福平、氨苄西林的 MAC 平板,37℃ 培养 20 小时,并进行生化鉴定。

【实验结果】

接合菌同时对利福平、氨苄西林耐药,可在 MAC 平板形成圆形、凸起、光滑、湿润、红色大菌落。生化鉴定 IMViC 为＋＋－－。

实验三　华支睾吸虫病流行性调查

【实验目的】

1. 熟悉临床常用的肝吸虫病检验方法。

2. 了解华支睾吸虫病流行的关键因素。

3. 熟悉如何控制或消灭传染源、切断传播途径和保护易感人群。

【实验器材】

学生自行设计实验,所需的器材课前一周列出清单,由上课老师审核,实验室提供。

【实验步骤】

1. 课前以小组为单位,结合所学病原生物学、流行病学和预防医学知识,讨论肝吸虫病在家乡所在地的流行情况,并通过讨论、走访学校老乡、电话咨询、网上查询等方式,确定家乡是否为肝吸虫病的流行区。

2. 学生分组讨论肝吸虫病流行的自然因素和社会因素。

3. 通过自查粪便找虫卵。

4. 自查血清抗体,应用肝吸虫感染的免疫学诊断(ELISA 法)。

【实验结果】

1. ppt 给出华支睾吸虫的基本知识　形态学图片,生活史特点,致病特点,诊断方法。

2. 证实广东的自然环境适合华支睾吸虫的生存,而其地区人们喜吃生的或未煮熟的鱼肉的习惯造成肝吸虫病流行的关键因素。

3. 广东作为肝吸虫病的流行区。控制或消灭传染源、切断传播途径和保护易感人群。

4. 得出结论　一个自然区域,如果其社会环境为寄生虫病的流行提供了方便,而传染源、传播途径、易感人群同时存在,则该地区就可能是该寄生虫病的流行区。

5. 讨论实验中出现的各种问题和讨论本实验的收获,完成一份完整的实验报告。记录实验的全过程,包括实验步骤、各种实验现象和数据处理等并分析实验结果。

实验四　蔬菜中虫卵的检查

【实验目的】

熟悉检查寄生虫卵的清水沉淀法及饱和盐水漂浮法;不同种类蔬菜黏附虫卵种类异同的比较。

【实验器材】

1. 时令蔬菜种类若干。

2. 饱和食盐水。

3. 其他　玻片、吸管、烧杯。

【实验方法】

1. 用清水分类冲洗蔬菜,分别收集洗菜水,做好标记。

2. 将洗菜水静置 30 分钟,小心弃去澄清部分。

3. 收集底部沉淀液,悬浮于饱和食盐水中,分装到青霉素小瓶内,使液面略高于瓶口但不溢出,然后在瓶口轻轻覆盖载玻片(不要有气泡),恰好与液面接触不使液体溢出,静置 20 分钟。

4. 将载玻片提起并迅速翻转,防止玻片上液体滴落,盖上盖玻片立即镜检。

【实验结果】

观察玻片上有无寄生虫卵,并估计其大小,再根据其形态判定虫卵的种类。最后比较不同种蔬菜寄生虫卵种类的异同。

实验五　口腔病原体的自查

【实验目的】

了解口腔环境,保持口腔卫生。

【实验器材】

学生按自行设计实验,所需器材课前一周列出清单,代课老师核准后交由实验室安排提供。

【实验方法】

课前以小组为单位,结合所学病原生物学知识,讨论口腔环境中的病原体种类,由学生自己自行设计实验,教师对可行性进行论证认可,再进行具体实验操作。

【实验结果】

讨论实验过程中遇到问题及解决的办法,特别是本人有创新和有体会的内容。完成一份完整的实验报告:记录实验的全过程,包括实验步骤、各种实验现象并分析实验结果。

实验六　胡桃楸提取物对小鼠腹腔巨噬细胞吞噬功能的影响

【实验目的】

了解胡桃楸提取物对小鼠腹腔巨噬细胞吞噬功能的影响。

【实验材料】

1. 胡桃楸提取物、灭菌生理盐水溶液、1%鸡红细胞。

2. 昆明小鼠 20 只、体重 22~25g。

3. 瑞氏染液。

4. 剪刀、镊子、解剖板、载玻片。

【实验方法】

1. 胡桃楸提取物的制备　采集胡桃楸树皮,用95%乙醇溶液浸泡,浸泡液蒸干、减压蒸馏得浓缩液。将浓缩液混悬于适量水中,依次用有机溶剂石油醚、氯仿、乙酸乙酯萃取,萃取物过 C60 型硅胶柱,滤液收集于旋转蒸发瓶中,蒸干备用。

2. 将 20 只小鼠随机分成 4 组,即胡桃楸提取物组 0.068、0.135 和 0.278g/kg·d,和生理盐水溶液组,每组 5 只小鼠,于试验前 3 天灌胃给药,2 次/d,连续给药 3 天。

3. 试验当天(第 4 天),每只小鼠腹腔注射 1‰鸡红细胞悬液 1ml。

4. 注射后 30 分钟,用注射器吸取小鼠腹腔液少许,置于载玻片上,推成涂片,干燥后,用瑞氏染液染色,镜检,计数 200 个巨噬细胞吞噬鸡红细胞的数目。

【实验结果】

根据实验记录结果,计算小鼠腹腔巨噬细胞的吞噬百分率和吞噬指数。比较胡桃楸提取物 3 个剂量组间与生理盐水对照组间的差异。讨论胡桃楸提取物对小鼠腹腔巨噬细胞吞噬能力的影响,探讨胡桃楸提取物对提高小鼠非特异性免疫功能的价值。

$$吞噬百分数(\%)=\frac{吞噬鸡红细胞的巨噬细胞数}{200}\times100\%$$

$$吞噬指数=\frac{被吞噬的鸡红细胞总数}{200}$$

参考资料

龚非力主编. 2001. 医学免疫学. 北京:科学出版社

洪秀华主编. 2005. 临床微生物学和微生物检验实验指导. 北京:人民卫生出版社

刘水平主编. 2002. 医学微生物学实验指导. 西安:世界图书出版西安公司

吕世静主编. 2004. 临床免疫学检验. 北京:中国医药科技出版社

吕世静主编. 2004. 临床免疫学检验实验指导. 北京:中国医药科技出版社

倪语星主编. 2007. 临床微生物学与检验. 北京:人民卫生出版社

司传平主编. 2005. 医学免疫学实验. 北京:人民卫生出版社

陶义训主编. 2002. 免疫学和免疫学检验. 第2版. 北京:人民卫生出版社

王秀茹主编. 2002. 预防医学微生物学及检验技术. 北京:人民卫生出版社

殷国荣,叶彬主编. 2007. 医学寄生虫学实验指导. 第2版. 北京:科学出版社

张文学主编. 2007. 免疫学实验技术. 北京:科学出版社

周德庆主编. 2006. 微生物学实验教程. 北京:高等教育出版社

附　录

1. **基础培养基制备**　肉汤：将新鲜牛肉（去除筋和脂肪）500g 绞碎加水,4℃过夜。加热 100℃ 1 小时,用数层纱布或滤纸过滤,加水补充至 1000ml。再加入蛋白胨 10g 和 NaCl 5g,加热熔化,冷至 40~50℃,矫正 pH 至 7.4~7.6,分装于锥形瓶或试管内,加塞后高压蒸气灭菌 103.43kPa 20 分钟。冷后放阴暗处或 4℃冰箱备用。

供作无糖基础培养基用,适用于营养要求一般的细菌。

2. **普通琼脂培养基**　将肉汤或肉膏汤 1000ml、琼脂 20g 混合,加热熔化,调 pH 至 7.6,趁热分装试管或锥形瓶,加塞后高压灭菌 103.43kPa 20 分钟,取出试管摆成斜面,待琼脂凝固后即成琼脂斜面;锥形瓶中的琼脂冷至 50℃左右倾注灭菌平皿,凝固后即成普通琼脂平板。

供一般细菌培养用,可作无糖基础培养基。

3. **肉汤培养基**　将牛肉膏 3g、蛋白胨 10g、NaCl 5g、蒸馏水 1000ml 置锥形瓶或大容量烧杯中,加热熔化后矫正 pH 至 7.6,煮沸 3~5 分钟,过滤后分装,高压灭菌 103.43kPa 20 分钟后,4℃贮存。

供作无糖培养基用,适用于营养要求一般的细菌。

4. **半固体培养基**　将肉汤或肉汤膏 1000ml（已调 pH 至 7.6,下同）,琼脂 5g 混合,加热熔化后调 pH 至 7.6,分装小试管,每管 2ml,加塞,高压灭菌 103.43kPa 20 分钟,取出后直立待凝即成。

可作观察细菌动力和保存菌种用。

5. **血液和巧克力琼脂培养基**　将灭菌后的普通琼脂培养基（pH 7.6）加热熔化,冷至 50℃左右,以无菌操作加入 10%无菌脱纤维羊血（临用前置 37℃水浴预温 30 分钟）,轻轻摇匀（避免产生气泡）,分装于无菌试管和平皿内,凝固后即成血液琼脂斜面和血液琼脂平板。若在琼脂温度 80℃时加入血液,并在 80℃水浴中摇匀 30 分钟,倾注平板后即成为巧克力琼脂平板。

6. **蛋白胨水培养基**

蛋白胨:1g;

氯化钠:0.5g;

蒸馏水:100ml。

将以上成分混匀,加热溶解,调整 pH 至 7.4~7.6,103.43kPa 高压蒸汽灭菌 20 分钟。冷却后置 4℃冰箱中备用。

7. **单糖发酵培养基**

蛋白胨:10g;

16g/L 溴甲酚紫乙醇溶液:1ml;

糖:5～10g;

NaCl:5g;

蒸馏水:1000ml。

将上述成分溶解后,调整 pH 至 7.6,分装试管,经 54.04kPa 高压灭菌 15 分钟,如需观察产气,可于每一试管中加小导管 1 支。葡萄糖、甘露醇、侧金盏花醇、肌醇和水杨苷等可在灭菌前加入培养基内,阿拉伯糖、木糖和各种双糖则必须于灭菌后加入培养基内。

8. 葡萄糖蛋白胨水培养基

蛋白胨:5g;

葡萄糖:5g;

磷酸氢二钾:5g;

蒸馏水:1000ml。

将上述成分溶化后,调整 pH 至 7.2,分装试管,每管 2ml,68.9kPa 灭菌 15 分钟后备用。

9. 动力-吲哚-尿素(MIU)培养基

蛋白胨:10g;

氯化钠:5g;

葡萄糖:1g;

磷酸二氢钾:2g;

琼脂:2g;

蒸馏水:1000ml;

4g/L 酚红水溶液:2ml;

200g/L 尿素:100ml。

除尿素和酚红外,其他成分混合于水中加热溶解,调整 pH 至 7.0,再加入酚红指示剂,68.95kPa 高压灭菌 15 分钟,待冷却至 80～90℃时,无菌加入滤过除菌的尿素液,分装无菌试管,每管 3ml,直立放置待凝固。

10. 克氏双糖铁复合培养基

蛋白胨:20g;

牛肉膏:3g;

酵母膏:3g;

乳糖:10g;

葡萄糖:1g;

氯化钠:5g;

枸橼酸铁铵:0.5g;

硫代硫酸钠:0.5g;

琼脂:12～15g;

蒸馏水:1000ml;

4g/L 酚红水溶液:6ml。

除糖类和酚红外,其他各成分均加热溶解,调整 pH 至 7.4～7.6,再加入糖类和酚红水溶液,混匀,过滤分装,每管 3ml,68.95kPa 灭菌 15 分钟,取出后制成斜面,斜面和底层各占 1/2。

11. 柠檬酸盐培养基

$MgSO_4 \cdot 7H_2O$:0.2g;

磷酸二氢铵:1g;

氯化钠:5g;

磷酸氢二钾:1g;

枸橼酸钠:5g;

琼脂:20g;

10g/L溴麝香草酚蓝溶液:10ml;

蒸馏水:1000ml。

先将盐类溶解于水中,调整 pH 至 6.8,再加琼脂,加热溶化后,加入指示剂,混匀后分装试管,103.43kPa 灭菌 15 分钟,制成斜面备用。

12. SS 培养基

蛋白胨:5g;

牛肉膏:5g;

乳糖:10g;

枸橼酸钠:10g;

硫代硫酸钠:8.5g;

胆盐:8.5g;

柠檬酸铁:0.5g;

1g/L煌绿溶液:0.33ml;

1%中性红溶液:2.5ml;

琼脂:20g;

蒸馏水:1000ml。

除胆盐、煌绿、中性红外的各成分混合于蒸馏水中,加热溶解,冷却后调整 pH 至 7.0～7.2,以 68.95kPa/cm² 高压蒸汽灭菌 20 分钟。取出后冷却至 70℃左右加入胆盐、煌绿及中性红,摇匀后再冷至 50℃左右倾注平板。冷却后置 4℃冰箱中备用。

13. 庖肉培养基

牛肉渣:0.5g;

牛肉汤:7ml。

取制备牛肉浸液剩下的并经过处理的肉渣,装于 15mm×150mm 试管,每管 0.5g,并加入 pH 7.6 的肉汤培养基7ml,上盖 3～4mm 厚的融化凡士林,经 103.43kPa 高压灭菌 15 分钟后备用。

14. 卵黄琼脂培养基

胰酪胨:40g;

葡萄糖:2g;

磷酸氢二钠:5g;

琼脂:20g;

氯化钠:2g;

50g/L硫酸镁:0.2ml;

蒸馏水:1000ml。

将以上成分加热溶解,调整 pH 7.3 至 7.4,103.43kPa 高压灭菌 15 分钟,冷至 60℃加入 500g/L 蛋黄盐水 100ml,混匀倾注平板。4℃保存备用。

15. 溴甲酚紫牛乳培养基

新鲜牛奶(脱脂):100ml;

16g/L 溴甲酚紫溶液:0.1ml。

将溴甲酚紫指示剂加入牛奶中,混匀后分装试管,每管约 5ml,于表面加已融化的凡士林,厚约 5mm。55.16kPa 高压灭菌 20 分钟后经 37℃培养 24～48 小时,若无细菌成长即可使用。

16. 吕氏血清培养基

100g/L 葡萄糖肉汤(灭菌,pH 7.4):1 份;

小牛血清(或兔、羊、马血清):3 份。

用无菌操作法将上述成分混合于灭菌三角烧瓶,无菌分装于 15mm×150mm 灭菌试管,每管 3～5ml,将试管斜置于血清凝固器内,间歇灭菌 3 天。第 1 天徐徐加热至 85℃,维持 30 分钟,使血清凝固,置 35℃温箱过夜;第 2 天和第 3 天再用 85～90℃灭菌 30 分钟,取出后置 4℃冰箱中备用。

17. 亚碲酸钾血琼脂平板

pH 7.6 营养琼脂:100ml;

10g/L 亚碲酸钾水溶液:2ml;

50g/L 胱氨酸水溶液:2ml;

脱纤维羊血或兔血:5～10ml。

将 pH 7.6 营养琼脂溶化,待冷至 50℃左右,加入已灭菌的亚碲酸钾溶液,胱氨酸溶液及脱纤维血液,摇匀后即刻倾注无菌平皿,凝固后置 4℃冰箱中备用。

18. 改良罗氏培养基(lowenstein-jensen medium)

磷酸二氢钾:2.4g;

$MgSO_4 \cdot 7H_2O$:0.24g;

天门冬素:3.6g;

中性甘油:12ml;

马铃薯粉:30g;

柠檬酸镁:0.6g;

鸡蛋液:1000ml;

2%孔雀绿:20ml;

蒸馏水:600ml。

将磷酸二氢钾、硫酸镁、柠檬酸镁、天门冬素、甘油及蒸馏水混合,加热溶解。再加入马铃薯粉,继续加热 1 小时,并不断摇动。冷至 56℃左右,加入鸡蛋液和孔雀绿,充分摇匀混合,调整 pH 至 6.8～7.0,分装试管,每管 8～10ml,或倾注平板。置血清凝固器间隙灭菌,无菌试验后置 4℃冰箱中备用。

19. Elek 培养基

(1) 甲液:胰蛋白胨 4.0g、麦芽糖 0.6g、纯乳酸 0.14ml、加蒸馏水至 100ml。

(2) 乙液:琼脂 3.0g、NaCl 1.0g、加蒸馏水至 100ml。

(3) 将甲、乙液中各成分分别加入蒸馏水中,加热熔解,用脱脂棉过滤后校正 pH

为 7.8。

（4）将甲、乙液等量混合，分装试管，每管 15ml。

（5）置试管于阿诺灭菌器，100℃ 20～30 分钟间歇灭菌（同吕氏血清斜面），置 4℃冰箱中备用。

使用时将熔化后冷至 55℃ 的 Elek 琼脂按 5∶1 的量加入无菌正常兔或牛血清，充分混匀后倾注无菌平皿，凝固后即可使用。

20. 沙保葡萄糖琼脂

葡萄糖（或麦芽糖）：40.0g；

蛋白胨：10.0g；

琼脂：20.0g；

蒸馏水：1000ml。

（1）首先将蛋白胨、琼脂置于 700ml 蒸馏水中（用 1000ml 容量的锥形瓶）加热溶解。

（2）将 300ml 蒸馏水装入另一小锥形瓶内，加入葡萄糖使其溶解。

（3）将二者混匀后趁热分装于试管中，塞紧棉塞，经 68.95kPa 高压蒸气灭菌 15 分钟，斜面放置。冷却后，4℃冰箱保存。

一、常用染色剂

1. 革兰染色液

（1）结晶紫染液：称取结晶紫 4～8g，溶于 100ml 95％乙醇溶液中制成饱和液。取 20ml 饱和液与 80ml 10g/L 草酸铵溶液混合即成，过滤后备用。

（2）卢戈（Lugol）碘液：先将 2g 碘化钾溶于 10ml 蒸馏水中，再加 1g 碘，待碘全部溶解后再加 300ml 蒸馏水即成。

（3）95％乙醇溶液或丙酮乙醇溶液（70ml 95％乙醇加 30ml 丙酮）。

（4）稀释苯酚复红液：称取 4g 碱性复红溶解于 100ml 95％乙醇溶液内，即成碱性复红饱和乙醇溶液，吸取 10ml 饱和液和 90ml 50g/L 苯酚水溶液混匀，即成苯酚复红液。量取 10ml 苯酚复红液加 90ml 蒸馏水混匀即成。

2. 鞭毛染色液　饱和钾明矾液 2ml，5％苯酚液 5ml，20％鞣酸 2ml 混合，临用时加碱性复红乙醇饱和液混合过夜，次日过滤后使用，此染液以 3 日内使用效果最好。

3. 奈瑟（Neisser）氏染液

甲液：亚甲蓝 100mg，溶于 2ml 无水乙醇，加 5％冰乙酸溶液 5ml 和蒸馏水 95ml，溶解后过滤。

乙液：俾斯麦褐 1g 溶于 100ml 无水乙醇，加蒸馏水 100ml 充分混合，溶解过滤。

4. 抗酸染色液

（1）初染液（苯酚复红）碱性复红乙醇饱和液（配方见革兰染色液）10ml，5％苯酚复红溶液 90ml，两液混合，摇匀即成。

（2）脱色液（3％盐酸乙醇溶液）浓盐酸 3ml、95％乙醇溶液 97ml，将两液混合即成。

（3）复染液（碱性亚甲蓝溶液）

甲液：亚甲蓝 0.3g，95％乙醇溶液 30ml。

乙液：KOH 0.01g，蒸馏水 100ml，将甲、乙两液混合备用。

5. 镀银（Fantana）染色液

（1）罗吉固定液：冰醋酸 1ml，甲醛液 2ml，蒸馏水 100ml。

（2）鞣酸媒染液：鞣酸 5g，苯酚 1g，蒸馏水 100ml。

（3）Fantana 染液：硝酸银 5g，蒸馏水 100ml。

临用前取银溶液 20ml，逐滴加入 10％氨液，至所产生的棕色沉淀物经摇动溶解为止。如果溶液很澄清，可再加入硝酸银数滴，直至溶液摇匀后显示轻度混浊为止。

6. 姬姆萨氏染色液

（1）姬姆萨氏染色液原液，姬姆萨氏染料 0.5g，中性甘油 33ml，甲醇 33ml。先将姬姆萨氏染料置清洁研钵中，加甘油后，研磨片刻，倒入棕色瓶内，放置 55～60℃水浴箱内 2 小时，再加入甲醇摇匀，保存，备用。

（2）稀释姬姆萨氏染色液：使用时，用 pH6.8 的缓冲液或蒸馏水 8 份，加姬姆萨氏染色液原液 1 份，即成应用液。

7. 瑞氏染液　瑞氏染剂粉 0.2g,甘油 3ml,甲醇 97ml。将瑞氏染剂粉加入甘油中充分研磨,然后用甲醇分次将研钵中的染液洗入棕色玻璃瓶中,摇匀,放置 1～2 周,过滤后贮于棕色瓶中备用。

8. 真菌染色液(乳酸-苯酚-棉蓝法)　苯酚(结晶品)20g,乳酸 20ml,甘油 40ml,棉蓝(Cotton blue)0.05g,蒸馏水 20ml。将苯酚、乳酸、甘油溶解于蒸馏水中(可微加热),再加入棉蓝,摇匀,滤纸过滤即成。

二、常用指示剂、试剂、溶液、缓冲液

1. 1.6％溴甲酚紫溶液　溴甲酚紫(brom eresol purple)1.6g 置研钵中,加入少许 95％乙醇溶液,研磨使其全溶,然后用 95％乙醇溶液洗入量筒中,加到 100ml 止,盛入棕色严密玻塞瓶中备用。

2. 1％中性红溶液　中性红(neutral red)1g,置研钵中,加入 95％乙醇溶液少许使其全溶,然后用 95％乙醇溶液洗入量筒中,加到 70ml 刻度,最后加蒸馏水至 100ml,混匀,盛入棕色严密玻塞瓶中备用。

3. 0.5％酚红水溶液　酚红(phenol red)0.5g,置研钵中磨匀,边磨边加入 0.01mol/L NaOH 约 12ml,使其全溶,加双蒸馏水至 100ml,充分混匀,15 磅 15 分钟灭菌后分装保存,可用 1 个月。

4. 0.5％溴麝香酚蓝乙醇溶液　溴麝香草酚蓝(brcm thymol blue)0.5g,置研钵中,加入 95％乙醇溶液少许,研磨使其全溶,然后用 95％乙醇溶液洗入量筒中,加到 100ml 盛入棕色严密玻塞瓶中备用。

5. V-P 试验试剂　甲液:α 萘酚 6g,95％乙醇溶液 100ml。

乙液:KOH 16g,蒸馏水 100ml。

6. 吲哚试验试剂　对位二甲基氨基苯甲醛 2g,95％乙醇溶液 190ml,浓 HCl 40ml,混合即成,瓶口要严密,以免挥发。

7. 甲基红试剂　甲基红 0.04g,95％乙醇溶液 60ml,蒸馏水 40ml,先使用甲基红溶解于乙醇中,再加入蒸馏水,混合,摇匀即成。

8. 100g/L 去氧胆酸钠溶液

去氧胆酸钠:10g;

95％乙醇溶液:10ml;蒸馏水:90ml。

将上述各种成分溶解混合即成。

9. 巴比妥缓冲液(离子强度=0.05,pH 8.6)

巴比妥钠:10.3g;

巴比妥:1.84g。

加蒸馏水至 1000ml。

10. 阿氏保存液

葡萄糖:2.05g;

氯化钠:0.42g;

枸橼酸钠:0.80g;

枸橼酸:0.055g。

加蒸馏水至 100ml,69kPa15 分钟,置 4℃保存。血细胞与阿氏液的比例 1：1～1：2。

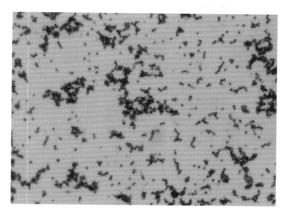

彩图1　葡萄球菌

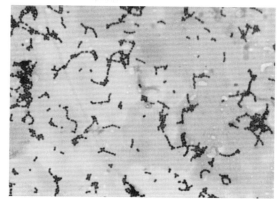

彩图2　链球菌

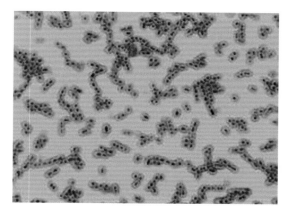

彩图3　肺炎链球菌

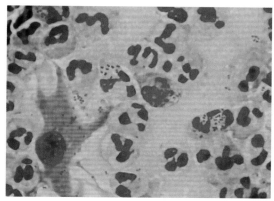

彩图4　淋病奈瑟菌

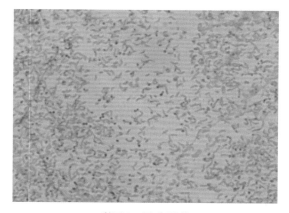

彩图5　霍乱弧菌

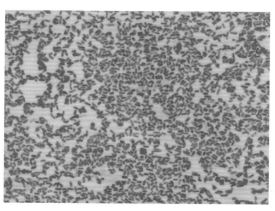

彩图6　大肠埃希菌

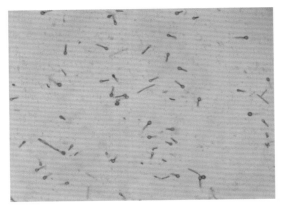

彩图7　破伤风梭菌—芽孢

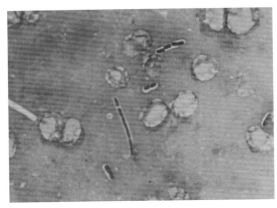

彩图8　产气荚膜梭菌—荚膜

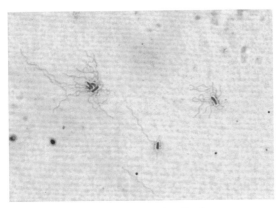

彩图9　伤寒杆菌—鞭毛

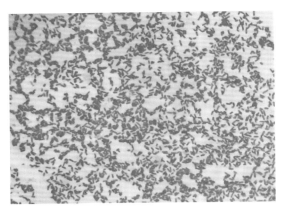

彩图10　伤寒杆菌

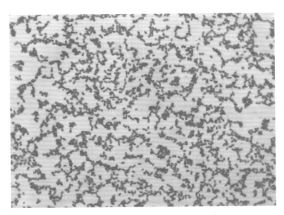

彩图11　痢疾杆菌

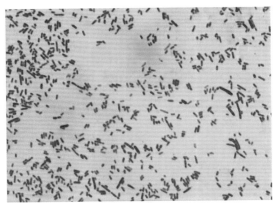

彩图12　变形杆菌

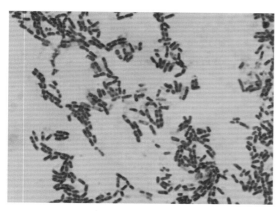

彩图13　枯草杆菌

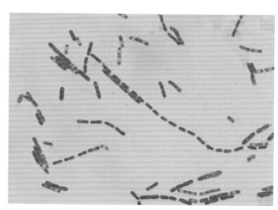

彩图14　炭疽芽孢梭菌

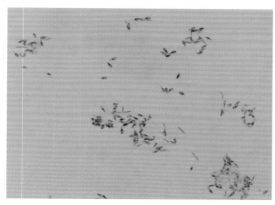

彩图15　肉毒梭菌

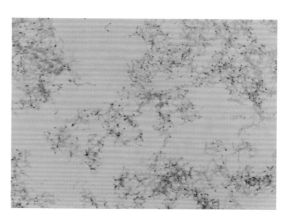

彩图16　白喉杆菌

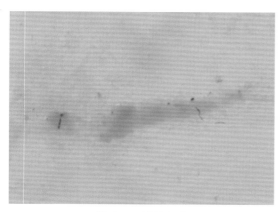

彩图17　结核杆菌

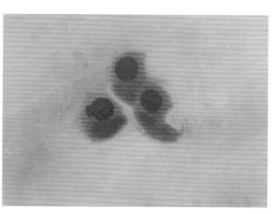

彩图18　沙眼衣原体包涵体

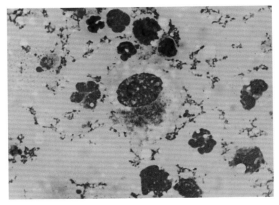

彩图19　恙虫病立克次体

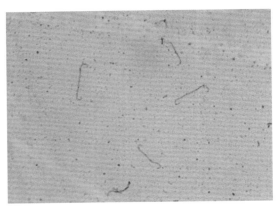

彩图20　钩端螺旋体

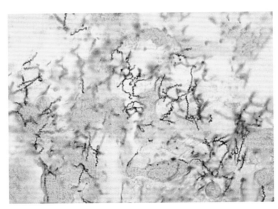

彩图21　梅毒螺旋体

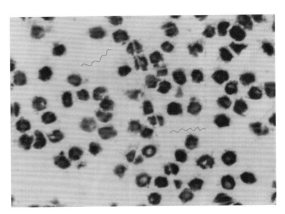

彩图22　回归热螺旋体

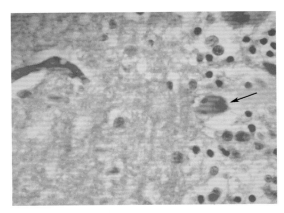

彩图23　狂犬病毒包涵体

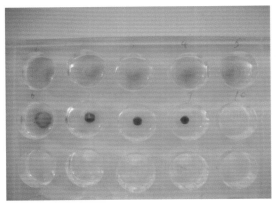

彩图24　病毒血凝试验

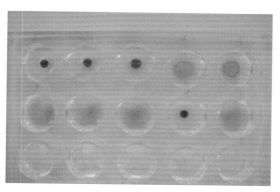

彩图25　病毒血凝抑制试验

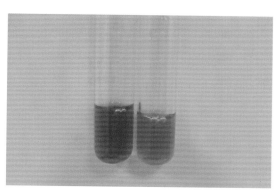

彩图26　甲基红试验

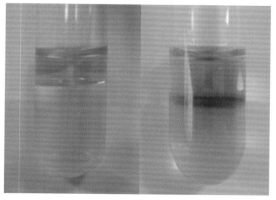

彩图27　吲哚试验

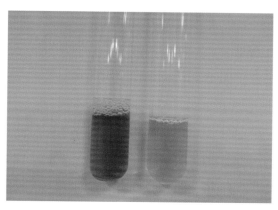

彩图28　V-P试验

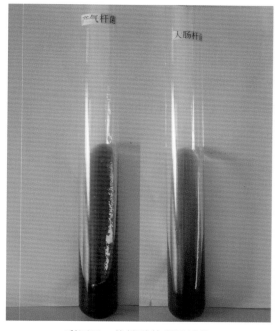

彩图29　枸橼酸盐利用试验

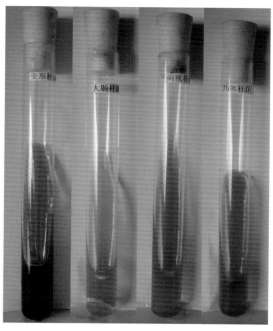

彩图30　KIA

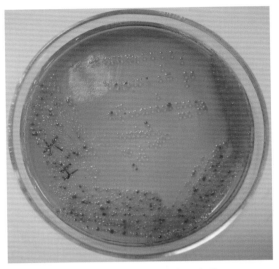

彩图31　SS培养基上的混合菌

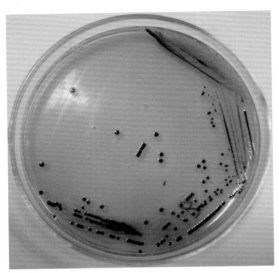

彩图32　SS培养基上的变形杆菌

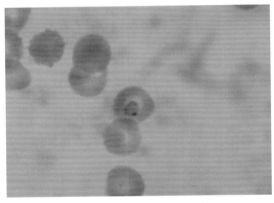

彩图33　恶性疟原虫环状体

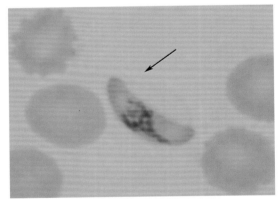

彩图34a　恶性疟原虫雌配子体

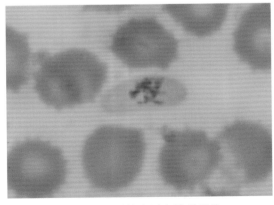

彩图34b　恶性疟原虫雄配子体

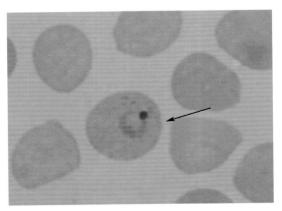

彩图35　间日疟原虫环状体

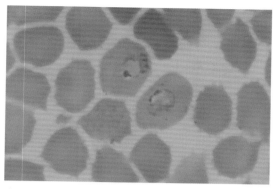

彩图36 间日疟原虫大滋养体

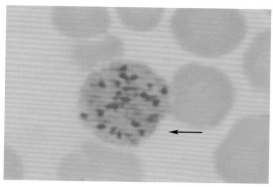

彩图37 间日疟原虫裂殖体

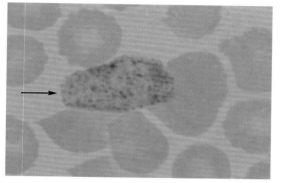

彩图38 间日疟原虫雌配子体

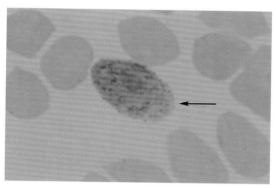

彩图39 间日疟原虫雄配子体

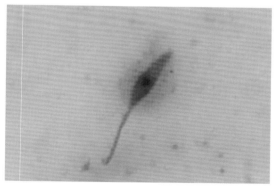

彩图40 前鞭毛体

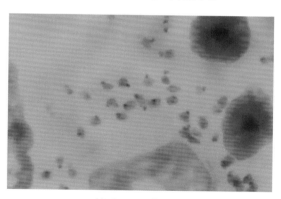

彩图41 无鞭毛体

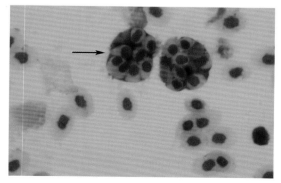

彩图42 大吞噬

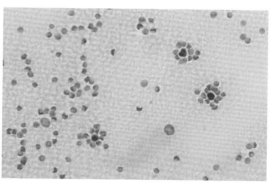

彩图43 E花环

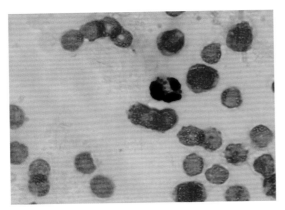

彩图44 小吞噬

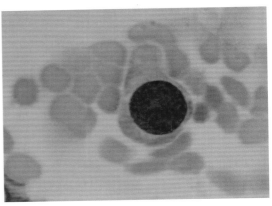

彩图45 转化型淋巴细胞

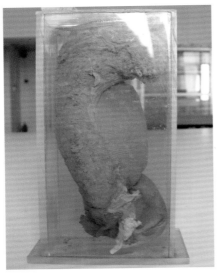

彩图46 疟疾脾（急性）

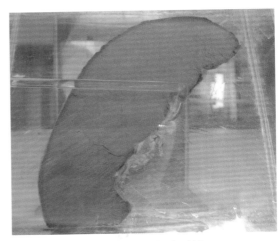

彩图47 疟疾脾（慢性）

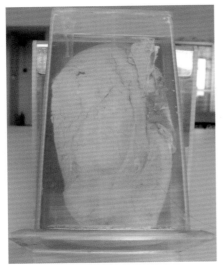

彩图48 肝疟色素沉着

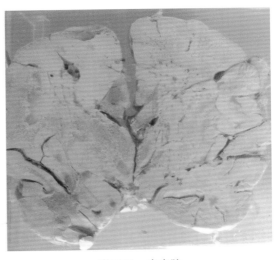

彩图49 疟疾脑